外科常见疾病治疗与影像学诊断

张启勋　等主编

上海科学普及出版社

图书在版编目（CIP）数据

外科常见疾病治疗与影像学诊断 / 张启勋等主编
. -- 上海 ：上海科学普及出版社， 2024.6
ISBN 978-7-5427-8723-1

Ⅰ．①外… Ⅱ．①张… Ⅲ．①外科－常见病－诊疗②
外科－常见病－影象诊断 Ⅳ．①R6②R445

中国国家版本馆CIP数据核字（2024）第092427号

责任编辑　李　蕾

外科常见疾病治疗与影像学诊断
张启勋　等主编
上海科学普及出版社出版发行
（上海中山北路832号　　邮政编码　200070）
http://www.pspsh.com

各地新华书店经销　　三河市铭诚印务有限公司印刷
开本　787×1092　1/16　印张　11.75　字数 210 000
2024年6月第1版　　2024年6月第1次印刷

ISBN　978-7-5427-8723-1　　定价：98.00元

《外科常见疾病治疗与影像学诊断》

编委会

主　编：张启勋　枣庄市立医院
姜园园　枣庄市立医院
苏　伟　枣庄市市中区永安镇中心卫生院
孔德文　滕州市第一人民医院
陈书宽　滕州市第一人民医院
韩建峰　枣庄市峄城区中医院

副主编：杨朋来　枣庄市中医医院
董媛媛　枣庄市立医院
侯成玉　枣庄市立医院
陈壮壮　枣庄市立医院
朱爱丽　枣庄市立医院
王智铭　枣庄市峄城区古邵镇中心卫生院

前　　言

在医学的广阔领域中，外科作为直接干预人体结构、恢复功能的重要分支，其发展与进步始终与科学技术的革新紧密相连。随着医疗技术的飞速发展，外科疾病的诊疗手段日益丰富，尤其是影像学技术的日新月异，为外科疾病的精准诊断与治疗提供了前所未有的可能。

本书全面而深入地探讨了外科常见疾病的各个方面，从疾病的概述、病因分析、临床表现到治疗的详细描述，为读者构建了一个清晰、系统的知识框架。我们深知，准确的诊断是有效治疗的前提，因此，在介绍疾病治疗过程的同时，本书特别强调了诊断标准的重要性，不仅总结了国内外最新的诊断标准，还通过对比分析，帮助读者把握诊断要点，提高诊断的准确性。

在治疗方面，本书详尽阐述了每一种外科常见疾病的诊疗过程，从治疗原则的确立、治疗方案的制定到具体治疗措施的实施，均进行了清晰、细致的阐述。我们注重治疗方法的科学性与合理性，力求在保障治疗效果的同时，减少患者的痛苦与并发症的发生。同时，本书也关注到了不同患者之间的个体差异，倡导个体化治疗理念，鼓励医师根据患者具体情况灵活调整治疗方案。

尤为值得一提的是，本书在影像学诊断部分倾注了大量心血。现代影像学技术如CT、MRI等在临床上的广泛应用，极大地提高了外科疾病的诊断水平。本书不仅系统介绍了这些技术的原理与应用，还结合临床实践，深入阐述了外科各种疾病的影像学表现、诊断要点及鉴别诊断方法。通过丰富的案例分析与图文并茂的展示方式，使读者能够直观、深入地理解影像学诊断在外科疾病诊疗中的重要性与价值。

在编写过程中，我们始终秉持着简明、实用、规范的原则，力求使本书成为一本既具有学术价值又便于临床应用的参考书。我们精心筛选了最新的研究成果与临床经验，确保内容的新颖性与时效性；同时，我们也注重了资料的翔实性与可操作性，使读者能够在阅读过程中轻松掌握相关知识并应用于临床实践中。

目　　录

第一章　普外科常见疾病治疗

第一节　甲亢症

【概述】

甲亢症简称甲亢，系由多种病因导致甲状腺功能增高，甲状腺素分泌过多所致的临床综合征，此为常见的内分泌疾病。

【病因】

甲亢患者血中可检出一种称为长效甲状腺刺激物的免疫球蛋白，它不受垂体控制，直接缓慢而持久地促进甲状腺素的合成和释放，从而发病。甲亢根据病因分类如下：甲状腺性甲亢，如格雷夫斯（Graves）病、自主性高功能甲状腺结节或腺瘤（普卢默病）、多结节性甲状腺肿伴甲亢、滤泡性甲状腺癌、碘甲亢、新生儿甲亢等；垂体性甲亢；异源性甲状腺素综合征，如绒毛膜上皮癌伴甲亢、葡萄胎伴甲亢、肺癌和胃肠道癌伴甲亢等；卵巢甲状腺肿伴甲亢；仅有甲亢症状而甲状腺功能不增高，如甲状腺炎甲亢［包括亚急性甲状腺炎、慢性淋巴细胞性甲状腺炎（桥本病）、放射性甲状腺炎等］、药源性甲亢等。

【临床表现】

甲亢多见于20~40岁女性，大多起病缓慢，其典型表现如下：

1. 甲状腺素过多综合征

（1）精神神经系统表现　神经过敏，易于激动，多言善虑，多急躁，双手平举出现震颤。

（2）代谢率增高表现　怕热多汗，皮肤温暖潮湿，食欲亢进而体重减轻。

（3）心血管系统表现　心悸气急，心率超过100次/分，第一心音亢进，脉压增大，心律失常，心脏扩大致心力衰竭。

（4）消化系统表现　食欲亢进，大便变稀及次数增加。

（5）其他　还可以发生营养不良、肌无力、月经失调、阳痿、黏液性水肿等。

2. 甲状腺肿大　甲状腺弥漫性肿大，可闻及血管杂音和扪及震颤。

3. 突眼　表现为睑裂增宽，双眼炯炯有神，闭目时眼睑震颤，注视近物时双眼聚合不良；若出现怕光、流泪、复视、眼内异物感时称为恶性突眼。

4. 甲状腺危象　出现高热，烦躁不安，大量出汗，心率常超过 140 次/分，常有腹泻、呕吐，血中白细胞及中性粒细胞增多，心律失常或心力衰竭，急性肺水肿等。

【辅助检查】

基础代谢率高于+15%；^{131}I 摄取率超过正常；T_3、T_4 增高。

【治疗】

甲亢患者首先应减少精神紧张以及避免各种刺激，保证充分休息，必要时使用镇静药如地西泮（安定）、巴比妥类等；给以高热量、高蛋白质和高维生素饮食；心动过速者可用普萘洛尔等药物。同时还应给予下列治疗。

1. 抗甲状腺药物　常用甲巯咪唑（他巴唑）口服，每次 10 mg，当减至 2.5~5 mg 时，以此量维持不少于 1 年，总疗程需 1.5~2 年。其他药物应用期间，应 2~4 周复查 1 次白细胞计数及分类计数，若白细胞低于 3×10^9/L 或中性粒细胞低于 1.5×10^9/L 时应考虑暂时停药、换药或加用泼尼松治疗。

2. 放射性^{131}I 治疗　适用于年龄大于 35 岁、不宜使用抗甲状腺药物治疗、不宜手术或手术后复发者。

3. 手术治疗　甲状腺大部分切除，适用于各种非手术治疗无效的患者。

（1）外科治疗的地位　甲状腺大部切除术仍然是目前治疗甲亢的一种常用而有效的方法。抗甲状腺药物不能根治甲亢，也不能代替手术。根据统计，单纯以抗甲状腺药物治疗的患者，约有 50%不能恢复工作，而经手术治疗的患者，只有 5%。因此，应用抗甲状腺药物治疗 4~5 个月后疗效仍不能巩固者，应考虑手术治疗。

对于手术治疗，除青少年患者，病情较轻者及伴有其他严重疾患不宜手术者外，其余患者均可手术治疗。对于继发性甲亢和高功能腺瘤，应用抗甲状腺药物或^{131}I 治疗的效果都不甚显著，同时还有恶变的可能存在，更宜以手术治疗为主。已并发有左心扩大，甚至发生心律失常者，更应手术，才能治愈。企图完全治愈上述心脏症状后再行手术的办法，是本末倒置，反而会导致病情恶化。

至于妊娠妇女，鉴于甲亢对妊娠可造成不良影响，引起流产、早产、胎儿宫内死亡、妊娠中毒症等；妊娠又可能加重甲亢，因此在妊娠早期、中期（4~6个月），仍应考虑手术治疗；到晚期，甲亢与妊娠间的相互影响已不大，则可待分娩后再行手术治疗。

（2）术前准备及其重要性　甲亢患者在基础代谢率高亢的情况下，手术危险性很大。因此，充分而完善的术前准备极其重要。

1）首先要做好患者的思想工作，消除患者的顾虑和恐惧心理。精神紧张、不安和失眠者可给予镇静药和安眠药。已发生心力衰竭者，应给予洋地黄制剂；伴有心房颤动者，可给予普萘洛尔或奎尼丁治疗。

2）术前检查：除全面的体格检查外，还应包括以下检查：①测定基础代谢率，T_3、T_4 检查及 ^{131}I 吸收试验。有增高的患者需定期复查；②喉镜检查，确定声带功能；③心电图检查，详细检查心脏有无扩大、杂音或心律不齐等；④有胸骨后甲状腺肿时，应做颈部X线摄片，并让患者同时咽下显影剂，以确定气管和食管的受压程度。

3）药物准备：降低基础代谢率是术前准备的重要环节。①如患者基础代谢率高，可用硫氧嘧啶类药物（如甲或丙硫氧嘧啶、甲巯咪唑等）。此类药物能阻止碘的有机化过程，使氧化碘不能与酪氨酸结合。另外，其本身亦是甲状腺过氧化酶的酶解物，能有效地阻止甲状腺素的合成，并且对甲状腺淋巴细胞有重要免疫作用。由于硫氧嘧啶类药物能使甲状腺肿大和动脉性充血，手术时易发生出血，增加了手术的困难和危险，因此服用硫氧嘧啶类药物后必须加用碘剂。②在甲亢症状基本控制后，即可改用口服鲁哥氏碘液，3次/天，从3滴开始，每天每次增加1滴，至16滴止，维持此量3~5 d。碘剂对增生状态的甲状腺的作用为在最初的24~48 h阻滞正常碘的有机化环节，阻滞甲状腺球蛋白水解，从而抑制甲状腺素的释放，使滤泡细胞退化，甲状腺血运减少、脆性降低。腺体因此缩小变硬，从而有利于手术切除甲状腺。③对于常规应用碘剂或合并应用抗甲状腺药物不能耐受或不起显著作用的患者，可使用碘剂与普萘洛尔合用术前准备，普萘洛尔使用剂量每6 h1次，口服，每次40~60 mg。普萘洛尔半衰期3~6 h。因此，最末一次口服普萘洛尔要在术前1~2 h；术前不用阿托品，以免心动过速。术后继服普萘洛尔4~7 d。普萘洛尔是一种β受体阻滞药可选择性阻滞靶组织的β受体对儿茶酚胺的作用，抑制肾上腺素能活力增强，降低周围组织对甲状腺素的效应，使甲亢症状得到改善。普萘洛尔不能抑制甲状腺素释放。

近年来，有人主张完全单用普萘洛尔做甲亢的术前准备。优点：一方面可缩短术前准备时间，另一方面并不影响甲状腺功能，术后立即能了解甲状腺残留部分的功能状态。但多数学者认为，应用普萘洛尔的适应证仍应限于上述患者，也就是对碘剂不起显著作用的患者，且仍应与碘剂联合应用，完全单用普萘洛尔仅适用于高功能腺瘤患者的术前准备。

（3）手术时机的选择　经上述药物准备2~3周后。甲亢症状得到基本控制（患者情绪稳定、睡眠好转、体重增加），脉率稳定在90次/分以下，早、中、晚脉率波动不超过10次/分，基础代谢率在+20%以下或T_3、T_4值在正常范围。腺体缩小变硬，血管杂音减少，便可进行手术。

需要说明，“适当的手术时机”一般以基础代谢率接近正常与否来决定，但亦不完全以此为标准，应同时参考全身情况，尤其是循环系统的改善情况。脉率降低、脉压恢复正常等，常是适当手术时机的重要标志。

（4）甲状腺次全切除术要点

1）麻醉：阻滞麻醉在绝大多数患者中应用效果良好，且可随时了解声带功能，避免喉返神经损伤。如果气管严重受压或较大的胸骨后甲状腺肿，为了保证手术中呼吸道通畅，减轻心脏负担，则应考虑气管内麻醉。

2）手术操作应轻柔、细致，认真对待每一步骤。

A. 离胸骨上缘二横指处做切口，横断或分开舌骨下诸肌，进入甲状腺外层被膜和固有膜间隙，即可分离出甲状腺腺体。

B. 充分显露甲状腺腺体。结扎、切断甲状腺上动、静脉应紧贴甲状腺上极，以避免损伤喉上神经，如要结扎甲状腺下动脉，要尽量离开腺体背面，靠近颈总动脉结扎甲状腺下动脉主干。这样不但可避免损伤喉返神经，且使甲状腺下动脉的分支仍与喉部、气管、咽部、食管的动脉分支相互保持吻合，不致影响切除后甲状腺残留部分和甲状旁腺的血液供应。

C. 切除腺体的多少，应根据甲状腺大小和甲亢程度而定，通常须切除腺体的80%~90%，每侧残留腺体以成人拇指末节大小为恰当。腺体切除过少容易引起复发，过多又易发生甲状腺功能减退。另外，必须保留腺体的背面部分，这样既能避免喉返神经损伤，又能避免甲状旁腺的损伤。甲状腺峡部亦须予以切除。

D. 术中要严密止血，对较大血管（如甲状腺上动、静脉，甲状腺中、下静脉）应分别采取双重结扎，以防滑脱出血。切口应置通畅引流24~48 h，以便及时引流出渗血，颈部的空间小，少量积血亦可压迫气管。

3）加强术后观察和护理，密切注意患者呼吸、体温、脉搏、血压的变化。术后继续服用复方碘化钾溶液，3 次/天，从 16 滴开始，逐日逐次减少 1 滴。如术前合用普萘洛尔做术前准备，术后继服普萘洛尔 4~7 d。患者应取半卧位，以利呼吸及切口引流。帮助患者排痰，床旁放置气管切开包及手套，以备患者窒息时及时做气管切开。

（5）术后主要并发症

1）术后呼吸困难和窒息：这是术后最危急的并发症，多发生在术后 48 h 内。

常见原因：①切口内出血压迫气管。主要是手术时止血不彻底，或因血管结扎线滑脱引起。②喉头水肿。主要是由于手术操作创伤或气管插管损伤所引起。③术后气管塌陷。主要是气管壁长期受压，发生软化，术后失去周围组织支撑所引起。

临床表现：为进行性呼吸困难、烦躁、发绀以至窒息。如因出血所引起者，尚有颈部肿胀、引流口渗出鲜血等。如发生上述情况，应立即在床旁拆除缝线，敞开伤口，去除血肿；如情况仍无改善，应立即做气管切开，待患者情况好转后，再送手术室做进一步检查处理。

2）喉返神经损伤：主要是手术操作直接损伤引起，如切断、缝扎、挫夹或牵拉过度；少数是由于血肿压迫或瘢痕组织牵拉而引起。前者在术中立即出现症状，后者在术后数天才出现症状。如完全切断或缝扎喉返神经，损伤是永久性的，挫夹、牵拉或血肿压迫所致的损伤多为暂时性，经针刺、理疗等治疗后，一般可在 3~6 个月内逐渐恢复。一侧喉返神经损伤所引起的声嘶，可由声带过度地向患侧内收而好转，术后喉镜检查虽仍见患侧声带外展，但患者并无明显声嘶。两侧喉返神经损伤会发生两侧声带的麻痹，引起失音或呼吸困难，须做气管切开。

3）喉上神经损伤：多由于结扎，切断甲状腺上动、静脉时，离开腺体上极较远，未加仔细分离，连同周围组织大束结扎所引起。若损伤喉上神经外支，会使环甲肌瘫痪，引起声带松弛，音调降低。分离向上延伸很高的甲状腺上极时，有时可损伤喉上神经的内支，由于喉黏膜的感觉丧失，患者失去喉部的反射性咳嗽，进食时，特别是饮水时，就可因误咽而引起呛咳。一般经针刺、理疗等可自行恢复。

4）手足搐搦：手术时甲状旁腺误被一并切除、挫伤或其血液供应受累时，都可引起甲状旁腺功能不足，引起手足搐搦。

A. 临床表现：多在手术后 1~2 d 出现。轻者仅有面部或手足的强直感或麻木感，常伴心前区的重压感；重者发生面肌和手足的搐搦（一种带疼痛性的痉挛）。每天可发作数次，每次 10~20 min，甚至数小时，严重患者还伴有喉和膈肌痉挛，可引起窒息而死亡。

晚期常继发双眼白内障。在不出现搐搦的间歇期间，神经肌肉的应激性明显增高，如果在耳前叩击面神经、颜面肌肉即发生短促的痉挛（低钙击面征）、如果用力压迫患者的上臂神经，即引起手的搐搦（低钙束臂征）。血钙多降低，血磷则上升，同时尿中的钙、磷排出减少。

B. 治疗：发作时立即静脉推注 10%葡萄糖酸钙或氯化钙 10~20 mL。口服葡萄糖酸钙或乳酸钙 2~4 g，每天 3~4 次。同时加用维生素 D_2，5 万~10 万 U/d，以促使其在肠道吸收。最有效的方法是口服二氢速固醇（AT10）油剂，有提高血钙的特殊作用，从而降低神经、肌肉的应激性。近年，同种导体甲状旁腺移植，亦有疗效，但不持久。

5）甲状腺危象：发病原因迄今尚未肯定。过去认为，甲状腺危象是手术时过度挤压了甲状腺组织，促使大量甲状腺素突然进入血液中的结果。但是患者血液中的甲状腺素含量并不一定高。因此，不能简单地认为甲状腺危象是单纯由于甲状腺素在血液中过多的结果。近年来则认为，甲状腺危象是由于肾上腺皮质激素分泌不足引起的，甲亢时肾上腺皮质激素的合成、分泌和分解代谢加速。久之，使肾上腺皮质功能减退，而手术创伤应激诱发危象。同时也由于术前准备不充分，甲亢症状未能很好控制所致。

A. 临床表现：多于术后 12~36 h 内发生高热，脉快而弱（120 次/分以上），患者烦躁、谵妄，甚至昏迷，并常有呕吐和水泻。如不积极治疗，患者往往迅速死亡。故危象一旦发生，应及时予以抢救治疗。

B. 治疗：①复方碘溶液 3~5 mL，口服，紧急时可用 10%碘化钠 5~10 mL 加入 500 mL10%葡萄糖液中静脉滴注，以减少甲状腺素的释放。②用 β 受体阻滞药或抗交感神经药，常用的有普萘洛尔 5 mg，加入 5%葡萄糖液 100 mL 静脉滴注，或口服 40~80 mg，每 6 h1 次。利舍平 2 mg 肌内注射，每 6 h1 次。③氢化可的松，200~400 mg/d，分次静脉滴注。④镇静药，常用苯巴比妥钠 100 mg 或冬眠合剂Ⅱ号半量，肌内注射，每 6~8 h 1 次。⑤降温，一般配合冬眠药物物理降温，使患者体温尽量保持在 37 ℃左右。⑥静脉输入大量葡萄糖液并保持水、电解质及酸碱平衡。⑦吸氧，以减轻组织的缺氧。⑧如有心力衰竭者可给予洋地黄制剂，如有肺水肿可给予呋塞米。

6）术后复发：造成术后复发的常见原因如下，未切除甲状腺峡部或锥体叶；或切除的腺体不够，残留的腺体过多，或甲状腺下动脉未予结扎等。复发甲状腺的再次手术常会带来难以估计的困难，而且容易损伤喉返神经和甲状旁腺。因此，对复发的甲亢，一般以非手术治疗为主。

7）甲状腺功能减退：因腺体切除过多所引起。表现为轻重不等的黏液性水肿，皮肤和皮下组织水肿，面部尤甚，按之不留凹痕，皮肤干燥，毛发疏落，患者常感疲乏，性情淡漠，智力较迟钝，动作缓慢，性欲减退。此外，脉率慢、体温低、基础代谢率降低。

第二节　甲状腺腺瘤

【概述】

甲状腺腺瘤是甲状腺最常见的甲状腺良性肿瘤。此病在全国散发性存在，于地方性甲状腺肿流行区稍多见。

【病理】

甲状腺腺瘤病理上可分为滤泡状腺瘤和乳头状囊性腺瘤 2 种。滤泡状腺瘤较常见。切面呈淡黄色或深红色，具有完整的包膜。乳头状囊性腺瘤较滤泡状腺瘤少见，特点为乳头状突起形成。

【临床表现】

患者多为女性，年龄常在 40 岁以下，一般均为甲状腺腺体内的单发结节，多个者少见。瘤体呈圆形或卵圆形，局限于一侧腺体内，质地较周围甲状腺组织稍硬，表面光滑，边界清楚，无压痛，随吞咽上下活动，生长缓慢，大部分患者无任何症状。乳头状囊性腺瘤有时可因囊壁血管破裂而发生囊内出血。此时，肿瘤体积可在短期内迅速增大，局部有胀痛感。

【诊断】

甲状腺腺瘤的诊断主要根据病史、体检、核素扫描及 B 超等检查确定。

【鉴别诊断】

1. 与其他甲状腺结节相鉴别　甲状腺腺瘤与结节性甲状腺肿的单发结节在临床上有时不易鉴别。以下 2 点可供鉴别时参考：

（1）甲状腺腺瘤经多年仍保持单发，结节性甲状腺肿的单发结节经一段时间后，多变为多个结节。

（2）术中两者区别明显，腺瘤有完整包膜，周围组织正常，界限分明；结节性甲状腺肿单发结节则无完整包膜，且周围甲状腺组织不正常。

2. 与甲状腺癌鉴别

（1）儿童或 60 岁以上的男性患者应考虑甲状腺癌的可能，而甲状腺腺瘤多发生在 40

岁以下的女性。

（2）甲状腺癌结节表面不平，质地较硬，吞咽时活动度小，且在短期内生长较快。有时虽然甲状腺内结节较小，但可扪及同侧颈部有肿大淋巴结。甲状腺腺瘤表面光滑，质地较软，吞咽时上下活动度大，生长缓慢，多无颈部淋巴结肿大。

（3）^{131}I 扫描或核素 γ 照相甲状腺癌多表现为冷结节，而甲状腺腺瘤可表现为温结节、凉结节或冷结节，且冷结节行 B 超检查多为囊性表现。

（4）手术中可见甲状腺癌没有包膜与周围组织粘连或有浸润表现，而甲状腺腺瘤多有完整包膜，周围甲状腺组织正常。

【治疗】

对于诊断已经明确的而没导致功能异常的甲状腺腺瘤可以考虑再追踪观察，对于诊断欠明确的结节，担心有癌变的可能或导致功能异常的常可以考虑手术治疗。

第三节　甲状腺癌

【病因】

甲状腺癌发生的原因至今不明，有人认为其发生与慢性促甲状腺激素刺激有关。

【病理分类】

不同病理类型的甲状腺癌，其发展过程、转移途径相差很大，其治疗也各不相同，病理方面可分为：

1. 乳头状癌　约占甲状腺癌的 60%，青年人发病较多，生长缓慢，低度恶性，转移多在颈深淋巴结，也有人认为乳头状癌属多中心性，或有对侧转移。

2. 滤泡状癌　约占甲状腺癌的 20%，多为中年人，恶性程度中等，发展较快，早期亦可有颈淋巴结转移，但主要经血转移至骨和肺。

3. 髓样癌　发生于滤泡上皮以外的滤泡旁细胞（C 细胞），有散在性和家族性 2 类，占 5%~10%。细胞排列成带状或束状，无乳头或滤泡结构，其间质内有淀粉样物沉着。分泌大量 5-羟色胺和降钙素。组织学上呈未分化状态，但其生物学特性则与未分化癌不同。恶性程度中等，较早出现颈淋巴结转移，晚期可有远处转移，家族性髓样癌多为双侧叶同时受累。

4. 未分化癌　占甲状腺癌的 10%~15%，按其细胞形态又可分为小细胞性和巨细胞性 2 种，多发生于老年人，此型发展迅速，高度恶性，早期转移至颈淋巴结，可侵犯喉返神经、气管或食管，并经血可转移至骨和肺。

5. 鳞状细胞癌　少见，占0.8%~2.2%，多见于老年人，与性别无明显关系，可能是鳞状甲状腺滤泡上皮化生而来，或胚胎残留的鳞状上皮组织而来。一般为单灶性起源，瘤细胞具有较强的浸润性，生长较快，倍增时间较短，可见淋巴结转移，发生血行转移者较少。

【临床表现】

甲状腺癌发病初期多无明显自觉症状，只是在甲状腺组织内出现一质硬而高低不平的结节，晚期常压迫喉返神经、气管、食管而产生声音嘶哑、呼吸困难或吞咽困难等症状，如压迫颈交感神经，可产生霍纳综合征（表现为同侧瞳孔缩小、上睑下垂、眼球内陷、同侧头面部无汗等）；颈丛浅支受损时，患者可有耳、枕、肩等部位疼痛。局部转移常在颈部，出现硬而固定的淋巴结。远处转移多见于扁骨（如颅骨、椎骨和骨盆）和肺。有些患者的甲状腺肿块不明显，而以颈、肺、骨骼的转移癌为突出症状。因此，当颈部、肺、骨骼有原发灶不明的转移癌存在时，应仔细检查甲状腺。髓样癌常是家族性疾病，患者可同时有其他内分泌腺疾病（嗜铬细胞瘤和/或甲状旁腺增生或肿瘤），由于癌肿产生5-羟色胺和降钙素，临床上可出现腹泻、心悸、颜面潮红和血钙降低等症状。

【诊断】

儿童及男性发现甲状腺结节，应高度怀疑有癌症可能。儿童时期发现的甲状腺结节，约50%为甲状腺癌，而成年男性甲状腺内单发结节为甲状腺癌的概率较女性高2倍，如甲状腺结节增长较快，检查肿物其表面不光滑，质地坚硬，吞咽时活动度减小，或多年存在的甲状腺结节，短期内明显增大。甲状腺肿物侵犯到周围组织可出现相应症状，如声音嘶哑、呼吸困难、霍纳综合征等，有时出现颈部淋巴结肿大。

1. 甲状腺核素扫描　如果为冷结节，则10%~20%为癌肿，为配合核素检查，近年多应用B超探测区别甲状腺结节是囊性还是实性包块。如果是实性包块，并呈强烈不规则反射，则多有甲状腺癌的可能。

2. 颈部X线平片检查　除观察气管有无移位和受压情况外，主要观察甲状腺内有无钙化，细小沙粒样钙化影常提示有恶性可能，蛋壳状或大块致密的钙化则为良性肿瘤的表现。

3. 穿刺细胞学检查　不但有助于鉴别肿瘤的良恶性，而且可进一步明确恶性肿瘤的病理类型，但此项检查有一定假阴性及假阳性率。

最后确诊应由病理切片检查来确定，因此，每个切除的甲状腺结节标本，均应常规地做病理切片检查，如术前怀疑甲状腺癌时，应在术中做冷冻切片检查，以便明确诊断选择恰当的手术方法。

【治疗】

1. 手术治疗　各病理类型的甲状腺癌的恶性程度与转移途径不同，故治疗原则也各不相同。

（1）乳头状癌　恶性程度较低，如果癌肿尚局限在腺体内，颈部淋巴结没有转移，可将患侧腺体连同峡部全部切除，对侧腺体大部切除。无须加行颈淋巴结清除术。如果已有颈淋巴结转移，则应同时清除患侧的淋巴结。

（2）滤泡状腺癌　即使癌肿尚局限在一侧腺体内，也应行两侧腺体连同峡部切除，即使没有颈淋巴结转移，也必须行颈淋巴结清除。

（3）髓样癌　手术范围是两侧腺体同峡部全部切除，由于髓样癌早期出现颈淋巴结转移，因此，应同时行患侧或双侧颈淋巴结清除。

（4）未分化癌　生长迅速，恶性程度高，通常是浸润性生长，手术切除的可能性小，为防止癌发展引起的呼吸困难，可做气管切开，采用手术、化疗和放疗的综合治疗。

（5）鳞状细胞癌　同样发展快、恶性程度高、较早侵犯其他重要器官，目前的治疗方法是尽可能行瘤体切除，而后给予根治性放疗，亦可在明确诊断的情况下先行术前根治放疗，再行手术治疗。

2. 内分泌治疗　甲状腺素能抑制促甲状腺激素分泌，从而对甲状腺组织增生和分化较好的癌肿有抑制作用。因此，分化良好的乳头状癌和滤泡状癌可进行内分泌治疗，术后常规给口服甲状腺素片，120~160 mg/天。

3. 放射治疗　未分化癌以外放射治疗为主，放疗通常宜早进行。分化好的乳头状癌及滤泡状癌对外放射治疗不敏感，仅对术后少量残留病灶或手术不好切除以及孤立性远处转移灶才选用放射治疗。^{131}I 放射治疗主要用于治疗可浓集碘的转移性病灶，也可用于治疗不能手术和/或手术切除不完全的原发癌。^{131}I 放疗对分化好的甲状腺癌有效，尤其适用于滤泡状腺癌，而对于未分化癌及髓样癌等因其不吸收碘而无效。

第四节　甲状腺肿

单纯性甲状腺肿按发病的分布情况可分为散发性甲状腺肿和地方性甲状腺肿。

一、散发性甲状腺肿

【病因】

1. 甲状腺素的需要量增加 在青春期、妊娠期、哺乳期和绝经期，身体代谢旺盛，甲状腺素需要量增加，引起长时期的促甲状腺激素的过多分泌，亦能促使甲状腺肿大。这种肿大是一种生理现象，常在成人或妊娠哺乳期后自行缩小。

2. 甲状腺素生物合成和分泌的障碍 部分单纯性甲状腺肿的发生是由于甲状腺素生物合成和分泌过程中某一环节的障碍，如甲状腺肿物质中的过氧酸盐、硫氧酸盐、硝酸盐等可妨碍甲状腺摄取无机碘化物；磺胺类药、硫脲类药以及含有硫脲类的蔬菜（如萝卜、白菜等）能阻止甲状腺素的合成，由此而引起血中甲状腺素的减少。因此，也就增强了腺垂体促甲状腺激素的分泌，促使甲状腺肿大。

3. 隐性遗传的先天缺陷 如过氧化酶或蛋白水解酶等的缺乏，也能造成甲状腺素生物合成或分泌障碍，而引起甲状腺肿。

【临床表现】

甲状腺两侧多呈弥漫性肿大或以一侧为主，质软、平滑或有结节，无压痛，偶有震颤及血管性杂音。甲状腺肿大多较严重，可压迫气管、食管、喉返神经，引起呼吸困难、吞咽困难、声音嘶哑等。小儿甲状腺肿可伴有生长发育障碍。严重者可引起上腔静脉综合征。晚期可有囊肿，当囊肿出血时局部有压痛。

【辅助检查】

（1）基础代谢率正常。

（2）血浆蛋白结合碘接近正常或偏低。

（3）甲状腺摄取^{131}I 率往往高于正常，尿^{131}I 排泄多低于正常。因此疑似甲亢，可用甲状腺素抑制试验加以鉴别。地方性甲状腺肿，其抑制率可在50%以上。

（4）血清 T_4 正常或稍低，但 T_3 可略高以维持甲状腺功能正常。

【治疗】

生理性（相对不足者）所致的甲状腺肿无须特殊治疗，病理性甲状腺肿应早期治疗。

1. 病因治疗 缺碘所致者，可用少量碘化物，甲状腺肿因药物或食物所致者，应停止食用。

2. 对症治疗 对于年龄<20 岁的弥漫性单纯性甲状腺肿患者，手术治疗不但妨碍了此时期甲状腺的功能，而且复发率也很高。可给予小量甲状腺素，以抑制腺垂体促甲状腺激

素的分泌，有较好疗效。常用剂量为30~60 mg，2次/天，3~6个月为1个疗程，必要时重复治疗。

3. 中药治疗　化痰软坚可选用海藻、昆布、浙贝母等；也可用单方加海带15~30g，水煎服；以及海蜇皮凉拌吃等。

4. 手术治疗　如有以下情况者，应及时行手术治疗，施行甲状腺大部切除术。

（1）已发展成结节性甲状腺肿者。

（2）压迫气管、食管、喉返神经或交感神经节而引起临床症状者。

（3）胸骨后甲状腺肿。

（4）巨大甲状腺肿，影响工作生活者。

（5）结节性甲状腺肿继发有功能亢进者。

（6）结节性甲状腺肿疑有恶变者。

二、地方性甲状腺肿

【病因】

地方性甲状腺肿是在缺乏原料“碘”，而甲状腺功能仍须维持正常需要的情况下，腺垂体促甲状腺激素分泌增加，因而促使甲状腺发生代偿性肿大。在我国离海较远的山区，如云贵高原和陕西、山西、宁夏等地，由于山区中土壤碘盐被冲洗流失，以致食物及饮水中含碘不足，故患此病者较多，又称为“地方性甲状腺肿”。

【临床表现】

有明显的地区多发性，临床表现同散发性甲状腺肿。

【治疗】

尽早明确致病原因，从而大范围地开发预防药物和食用含碘食盐；其他的治疗原则基本同散发性甲状腺肿。

三、结节性甲状腺肿

单纯性甲状腺肿在形态上可以分为弥漫性甲状腺肿和结节性甲状腺肿2种。前者多见于青春期，扩张的滤泡平均分布在腺体内。而后者多见于流行区，扩张的滤泡集成1个或数个大小不等的结节，结节周围覆有不完整的纤维包膜。

【病因】

结节性甲状腺肿是一种良性疾病，多见于中年女性。由于肌体内甲状腺素相对不足，致使垂体促甲状腺素分泌增多，在这种增多的促甲状腺素长时期的刺激下，甲状腺反复增生，伴有各种退行性变，最终形成结节。结节性甲状腺肿如病史较长，由于血运不良，在结节内发生退行性病变，引起囊肿的形成和局部纤维化、钙化等。

【临床表现】

甲状腺肿大，并可见到或触及大小不等的多个结节，结节的质地多为中等硬度。临床症状不多，仅为颈前区不适。甲状腺功能多数正常。甲状腺核素扫描，甲状腺 B 超可以明确诊断。

【治疗】

单结节甲状腺肿须除外甲状腺肿瘤。如疑有恶变，应尽早切除。多结节甲状腺肿并非都要手术，术前应该查甲状腺功能和甲状腺抗体，避免术后甲状腺功能减退。

第五节　颈部其他肿瘤

一、涎腺混合瘤

【概述】

涎腺包括 3 对大涎腺（即腮腺、颌下腺、舌下腺）以及散布于口腔黏膜下的许多小涎腺，这些涎腺组织发生肿瘤的比例较高，为常见病。一般来说，各涎腺中，腮腺发生肿瘤最多，占 80%；颌下腺肿瘤占 5%～10%；舌下腺肿瘤较少，仅占 1%左右；小涎腺肿瘤占 10%～15%，混合瘤是发生于涎腺的一种最常见的良性肿瘤，其多发生于腮腺部位，但也有发生于颌下腺及小涎腺者，发生于舌下腺者则极少见。

【诊断】

（1）涎腺部位之无痛性肿块，生长缓慢。

（2）肿物小者表面光滑，大者呈结节状，质地中等偏硬，无压痛，活动（发生于腮腺者可不活动），无面瘫。

（3）涎腺造影示良性占位性病变。

（4）B 型超声波见境界光滑的反射图像，内部回声波分布光点均匀。

【治疗】

（1）因肿瘤部位常较深在，一般不宜做术前活组织检查。

（2）常需要术中做冷冻活体组织检查以明确诊断。

（3）混合瘤为临界瘤，单纯包膜外切除常有复发，多次复发可有恶变，故应适当扩大手术安全缘。不同部位手术原则：

①小涎腺混合瘤，瘤体外0.5 cm的正常组织内切除；②颌下腺混合瘤，同期摘除颌下腺；③腮腺混合瘤，腮腺浅叶或深叶同期摘除，保留面神经。

涎腺混合瘤必须手术治疗，因其对放射线不敏感，一般不能放疗，由于此瘤为临界瘤，瘤生存时间过长或不适当的处理刺激后可致恶变，因此一旦发现涎腺部位的肿块应及时手术切除，切忌使用一些不明成分的药物外敷治疗，本瘤一般生长缓慢，可较长时间无症状，但如发现生长加速、硬度增加等即提示恶变，应立即手术，但恶变后手术的预后远不及良性期手术的预后好。

二、颈部恶性淋巴瘤

恶性淋巴瘤（包括淋巴细胞肉瘤、网状细胞肉瘤、霍奇金病等）是原发于淋巴结或淋巴组织的恶性肿瘤。

【临床表现】

颈部恶性淋巴瘤多见于男性青壮年，肿大淋巴结常首先出现于一侧或两侧的颈侧区，散在、稍硬、无压痛、尚活动，以后肿大的淋巴粘连成团，生长迅速，腋窝、腹股沟淋巴结和肝、脾大，并有不规则的高热。血象检查对诊断虽有一定帮助，但明确诊断往往取决于淋巴结的病理检查。

【治疗】

多以内科治疗为主．如局部的放疗及全身给药的化疗。

三、颈动脉体瘤

【概述】

颈动脉体瘤又称非嗜铬副神经节瘤，发生自颈总动脉分叉后面的颈动脉体，该小体正常平均3.5mm。肿瘤生长缓慢，循动脉扩展，可达到2~6 cm，肿瘤多呈圆形或椭圆形，实体有包膜，多发生在单侧，病程可达5~7年，肿瘤可压迫神经如迷走神经、交感神经等。肿瘤质较软，血管丰富，可听到杂音，肿瘤细胞呈多边形或梭形，胞质嗜酸，有细颗粒，胞核呈空泡状有核仁，瘤细胞成团。

【临床表现】

颈动脉体瘤可影响颈动脉体，从而导致该感应器感应异常而表现出一些症状。

【治疗】

症状严重者多采取外科治疗。

1. 适应证　在颈总动脉分叉对应位肿块确诊动脉体瘤且有压迫症状者，全身情况好，无严重脑血管病变者。

2. 手术效果　切除动脉体瘤有一定的风险，易损伤颈总动脉或颈内动脉发生偏瘫、失语，甚至死亡。须在有条件的单位才能开展这项手术，手术后复发率在25%左右。

3. 禁忌证　有严重脑血管病变者和高龄老人应慎重手术。

4. 麻醉方法　气管内插管全麻。

5. 麻醉禁忌　年龄大、体弱者有一定风险。

四、颈部转移性肿瘤

颈部转移性肿瘤约占颈部恶性肿瘤的75%，为寻找原发癌应该：

（1）首先问诊可能原发癌的症状，如鼻塞、听力障碍、食物通过不畅、胃肠症状、咳嗽等，再做可能原发灶的确诊性检查。

（2）从转移淋巴结的部位推断原发癌。仅有锁骨上淋巴结转移，原发癌多在锁骨下脏器，应将注意力集中在乳腺、肺、食管、胃肠等脏器。其他颈部淋巴结转移，原发癌绝大多数是由头颈部管腔脏器（如鼻咽、上颌、喉、口腔等）和甲状腺而来，应对以上器官进行仔细检查。

（3）从头颈部癌的好发转移部位推断原发癌。口腔癌淋巴转移多在颌下部与颈上部、下颌角附近。鼻咽癌转移90%以上在颈深上部、下颌角与乳突之间，继之颈中部、颈下部亦可累及。喉癌与下咽部癌多转移至颈动脉分叉处，下达胸锁乳突肌深部，甲状腺癌好转移至其邻近的锁骨上淋巴结以及颈后三角区内。

（4）从病理学诊断推断原发癌。上述方法仍不能确诊者，可行细针穿刺细胞学检查，或淋巴结摘除病理学检查。分化型甲状腺癌，从转移淋巴结的组织学所见多可确诊。鼻咽癌、舌根部癌多为低分化鳞状上皮癌与移行上皮癌。仅锁骨上淋巴结转移，证明为鳞状上皮癌者，多为肺癌、食管癌或子宫颈癌。证明为腺癌者，多为胃癌、肠癌与胰腺癌。

五、颈部神经鞘瘤

神经鞘瘤为颈部神经源肿瘤较为常见的一种，又称雪旺瘤。来源于神经鞘细胞，常见于颈侧部、咽旁间隙，少见于舌、唇、口底等处，尚可见于颅底颈静脉孔处。

【临床表现】

（1）发生在颈部的常见于颈侧部颈动脉三角区内，肿瘤呈卵圆形或圆形，表面光滑，界限清楚，沿神经轴左右活动，上下不易推动。中等硬度，在肿瘤表面可摸及被推移位的颈动脉行径及搏动。增大缓慢，可因囊便出现突然增大，穿刺可获不凝结血液。

（2）位于咽旁间隙肿块向咽侧壁隆起，表面黏膜正常，肿块活动度差。

（3）舌、唇及口腔内肿瘤多呈圆形，可活动，质中等硬度，表面黏膜正常。

（4）颅底颈静脉孔附近的神经鞘瘤，肿瘤虽不大，但可出现神经障碍症状，如声音嘶哑、进食呛咳、半舌萎缩等症状，肿瘤可同时延伸到颅内外。

（5）根据肿瘤发生部位应与其相应的颈动脉体瘤、鳃裂囊肿、颈部转移癌、鼻咽癌的脑神经受累等相鉴别。

【治疗】

手术摘除肿瘤，如为重要神经则做包膜内切除术，如神经损伤严重，估计术后功能难以恢复者，应做神经吻合或移植术。

第六节　乳腺结核

【概述】

乳腺结核是一种由结核分枝杆菌引起的慢性特异性感染，大都是继发于肺或肠系膜淋巴结结核的血源性播散的结果，或是由于邻近的结核病灶（如肋骨、胸骨、胸膜或腋淋巴结结核）经淋巴管逆行播散或直接蔓延而引起。临床上较少见。最常见于20~40岁的妇女。

【临床表现】

（1）常见于20~40岁的妇女，进展缓慢，病程长。

（2）初期时乳房内有1个或数个结节，无疼痛或触痛，与周围组织分界不清，随病程发展逐渐与皮肤发生粘连。

（3）可出现肿块软化而成寒性脓肿，脓肿破溃而排出混有豆渣样碎屑的脓液，有明显的干酪样坏死区，创面经久不愈。

（4）同侧腋下淋巴结肿大，少数患者特别是中年后期女性患者，以增生性乳腺结节居多，常使乳腺严重变形，乳头内陷，有的乳腺皮肤出现橘皮样改变，常误诊为乳腺癌。

（5）部分患者有结核中毒症状，结核菌素试验多为阳性，细胞学检查并做抗酸染色查结核分枝杆菌阳性；其他部位存在结核病灶。

【鉴别诊断】

早期乳腺结核的肿块不易与乳腺癌鉴别。鉴别要点：

（1）乳腺结核患者发病年龄较乳癌小。

（2）除乳腺肿块以外，乳腺结核患者常可见其他结核灶，如肋骨结核、胸膜结核和肺门淋巴结结核，以及颈部及腋窝的淋巴结结核等，身体其他部位的结核如肺、骨、肾结核亦非罕见。

（3）乳腺结核除肿块以外，即使其表面皮肤已经粘连并形成溃疡，也很少有水肿，特别是橘皮样变。

（4）乳腺结核发展较慢而病程长，除局部皮肤常有粘连、坏死和溃疡以外，还常形成窦道深入到肿块中心；乳腺结核即使已经破溃并有多量渗液，也无乳癌样恶臭，细胞学检查并做抗酸染色结核分枝杆菌阳性。活检可明确诊断。

【治疗】

（1）注意休息，加强营养。

（2）全身抗结核药物治疗。

（3）手术。对局限在一处的乳腺结核可切除，若病变范围较大，则最好行乳房切除，一并切除肿大的淋巴结。

第七节　乳腺纤维腺瘤

【概述】

乳腺纤维腺瘤是最常见的乳房良性肿瘤，本病占青年妇女乳房良性肿瘤的第 1 位，占乳房肿瘤的 50%左右。该病高发年龄在 20～25 岁，60%以上的患者是 30 岁以下的女性。一般认为其发生与雌激素刺激有关，在妊娠期可增大。

【临床表现】

（1）常见于青春发育期的少女。

（2）肿瘤可发生在乳房的任何部位，以外上象限最多见，约 75%为单发，少数多发，亦可见双侧乳房同时或先后单发肿瘤，肿瘤直径一般在 1～3 cm。

（3）生长缓慢，可能数年无变化。个别肿瘤增长迅速形成巨大纤维腺瘤，直径超过 10 cm。

（4）患者多无明显的自觉症状，多为偶然发现。仅有极少数的患者在月经期出现乳房钝痛、胀痛或隐痛。

（5）肿瘤呈圆形或卵圆形，表面光滑，质似硬橡皮球的弹性感，与周围组织分界清楚，无粘连，可活动；无触痛，腋窝淋巴结不肿大，乳头和皮肤无变化。

（6）针吸细胞学检查、切除活检可明确诊断。

【治疗】

乳腺纤维腺瘤虽属良性，癌变的可能性很小，但有肉瘤变可能，因此手术切除是纤维腺瘤的唯一有效方法。

1. 手术时机

（1）对于诊断明确的未婚患者，可行择期手术治疗。

（2）对于已婚，但尚未受孕者不宜在计划怀孕前手术切除。怀孕后发现肿瘤应在怀孕3~6个月间行手术切除，因怀孕和哺乳可使肿瘤生长加速，甚至发生恶变。

（3）对于年龄超过35岁者，均应及时手术治疗。

（4）对于无妊娠、哺乳、外伤等促使肿瘤生长的情况时，肿瘤短期内突然生长加快，应立即行手术治疗。

2. 手术注意事项　因本病患者多为年轻女性，手术应注意美观性。放射状切口，乳腺导管损伤较小，对以后需哺乳者较为适宜；乳晕附近的肿瘤可采取沿乳晕边缘的弧形切口；乳腺下部近边缘的肿瘤，可沿乳房下缘做弧形切口。乳腺纤维腺瘤一般术后不复发，仅手术时，应将肿瘤及周围部分正常乳腺组织一并切除。单纯肿物摘除，可增加术后复发的可能。手术切除的肿瘤标本一定要送病理组织学检查排除恶变。

第八节　急性乳腺炎和乳腺脓肿

【概述】

急性乳腺炎是乳腺的急性化脓性感染，如治疗不及时可形成乳腺脓肿，大多为金黄色葡萄球菌感染引起。最常见于产后3~4周哺乳期妇女，尤其是初产妇。

【病因】

1. 乳汁淤积　乳汁淤积有利于入侵细菌的生长繁殖。乳汁淤积的原因：①乳头过小或内陷妨碍哺乳，孕妇产前未能及时矫正乳头内陷，婴儿吸乳时困难，甚至不能哺乳；②乳汁过多，排空不完全；③乳管不通，常见为乳管本身的炎症、肿瘤及外在压迫等。

2. 细菌侵入　细菌从乳头皲裂或破口处淋巴管入侵是造成感染的主要途径。细菌也可直接侵入乳管，上行至腺小叶而致感染。

【分类】

1. 急性单纯性乳腺炎　初期主要是乳房的胀痛，皮温高，压痛，乳房某一部位出现边界不清的硬结。

2. 急性化脓性乳腺炎　局部皮肤红、肿、热、痛，出现较明显的硬结，触痛明显加重，同时患者出现寒战、高热、头痛、无力、脉快等全身症状。另外腋下可出现肿大、触痛的淋巴结。实验室检查发现白细胞计数明显升高。感染严重者可并发败血症。

3. 脓肿形成　由于治疗措施不得力和病情的进一步加重，局部组织发生坏死、液化，大小不等的感染灶相互融合形成脓肿。脓肿可为单房性，也可为多房性，浅表的脓肿易被发现，而较深的脓肿波动感不明显，不易发现。

【临床表现】

（1）轻度感染者仅有乳房胀痛，或伴有低热，无明显肿块。

（2）重度感染者可有高热、寒战、乳房肿胀，有波动性疼痛，皮肤红肿、硬结、压痛、腋淋巴结肿大疼痛、白细胞计数增多等。

（3）脓肿形成后，表浅的脓肿有明显的波动感。

（4）如果乳腺炎患者全身症状明显，局部及全身药物治疗效果不明显时，要注意进行疼痛部位的穿刺，待抽出脓液或涂片发现脓细胞来明确脓肿的诊断。B 型超声检查可明确脓肿的部位。

【诊断和鉴别诊断】

急性乳腺炎根据病史和症状均能做出正确的诊断，凡在哺乳的年轻妇女出现乳房局部的胀痛，甚至出现寒战、高热、白细胞计数增多的情况时，急性乳腺炎的诊断应是较容易的。当临床症状不典型时，要特别注意与炎性乳癌相鉴别，炎性乳癌也多发生在年轻妇女，尤其在妊娠或哺乳期。主要区别点在于：①炎性乳癌的皮肤改变范围较广，皮肤颜色为暗红色，表面水肿明显且为压陷性；而急性乳腺炎皮肤为鲜红色，皮肤水肿不明显，压之有韧性感。②炎性乳癌转移处淋巴结质硬、固定；乳腺炎肿大的淋巴结光滑、活动、质软。同时炎性乳癌所出现的体温升高以及白细胞升高无乳腺炎情况显著。

【治疗】

原则为消除感染、排空乳汁。早期呈蜂窝织炎表现时采用非手术治疗，脓肿形成后主要治疗措施为切开引流，同时结合非手术治疗。

1. 炎症初期　可以哺乳，严重者或有乳头皲裂或破损时应停止哺乳，用吸乳器排空乳汁，炎症广泛者可考虑用药物（如口服己烯雌酚 1~2 mg，3 次/天，共 2~3 d）断乳。

2. 炎症早期　局部可用 50%硫酸镁冷敷以减轻水肿。乳内有炎性肿块时改为热敷，每次 20~30 min，每天 3 或 4 次。另外也可用中药外敷以促进炎症的吸收，有条件时可行理疗。

3. 抗生素治疗　首选青霉素治疗，80 万 U/天肌内注射，每天 2 或 3 次。也可用 800 万 U 静脉滴注，如对青霉素过敏者，改用红霉素。正常哺乳者不宜使用四环素、氨基糖苷类、磺胺类和甲硝唑等药物，以免药物通过乳汁影响婴儿。

4. 中药治疗　如蒲公英、野菊花、金银花可清热解毒。

5. 切开引流　脓肿形成后应及时引流，任何良好的抗生素都不能代替切开引流，引流的方法为循乳管方向做放射状切口，以免损伤乳管形成乳瘘。而乳晕下方脓肿应沿乳晕边缘做弧形切口，深部脓肿或乳房后脓肿沿乳房下缘做弧形切口，经乳房后间隙引流。切开后以手指伸入脓腔，轻轻将腔内坏死物清除，同时分开多房脓肿之间的纤维隔，以防残留无效腔。如脓腔很大或脓腔呈哑铃状，可行对口引流。脓肿切开引流后要及时换药。一般脓肿切开后患者的症状、体征均明显减轻，如体温仍较高、疼痛无明显缓解者应考虑引流不通畅，应及时处理。

第九节　乳腺分叶状囊肉瘤

【概述】

1982 年，世界卫生组织（WHO）提出乳腺分叶状囊肉瘤的组织学分类为良性、临界病变、恶性 3 种类型。以往的文献称乳腺巨大纤维腺瘤为“良性分叶状囊肉瘤”，而将分叶状囊肉瘤称为“恶性分叶状囊肉瘤”。一般认为肿瘤可能是由纤维腺瘤变化而来，发病原因可能与雌激素刺激有关。

【临床表现】

（1）发病年龄较大，平均为 40~49 岁，病史较长，但常有肿瘤短期内迅速增长病史。病程较长，生长缓慢。

（2）肿块一般直径较大，生长迅速，常大于 5 cm，可累及全乳。

（3）肿块边界清楚，与乳房皮肤及周围组织多无粘连，可活动。呈圆形或不规则形，恶性者呈结节分叶状，质地韧而有弹性，部分区域可以呈囊性。

（4）肿块巨大时，局部皮肤菲薄，呈光滑水肿状，可发生溃破而流出脓性分泌物。部分患者可见腋窝淋巴结肿大。很少有淋巴结转移。

（5）局部皮下可见扩张的浅静脉，皮肤温度正常或稍高，无橘皮疹及乳头凹陷。

（6）病理切片根据间质细胞的不典型程度、核分裂数等将肿瘤分为高度分化、中度分化及分化差3类。

【鉴别诊断】

由于乳腺巨大纤维腺瘤与乳腺分叶状囊肉瘤均有瘤体大、边界清楚、生长迅速、瘤体切面呈分叶状、木质纤维增生等特点，故临床常被混为一谈。然而，巨大纤维腺瘤发病年龄较小，其瘤体虽大，但组织检查时除切面分叶状裂隙较大较显著，与分叶状囊肉瘤相似外，瘤体内含黏液成分较少。巨大纤维腺瘤包膜完整，手术切除后一般无复发和转移，预后良好。乳腺分叶状囊肉瘤发病多见于40岁以上的中老年妇女，其瘤组织病理变化不仅切面腔隙构成分叶状明显，有囊腔，纤维间质及显著增生，且间质成分有明显核分裂及异型性。乳腺分叶状囊肉瘤的包膜不完整或没有包膜，可有局部浸润，术后易复发，可有血行转移，预后较差。巨大纤维腺瘤属良性肿瘤，而乳腺分叶状囊肉瘤则多属低度恶性或恶性肿瘤。

【治疗】

良性者可行肿瘤切除；临界状态和低度恶性者行扩大的肿瘤切除，也可以行单纯乳腺切除术、象限切除术、半乳切除术；恶性者，应考虑行乳房肿瘤根治术。如有肿大淋巴结者，则可予一并切除，预后与手术方式及肿瘤分化程度有关。乳腺分叶状囊肉瘤得到彻底切除后，一般预后良好，即使术后局部复发，只要再行扩大切除亦不影响预后；而一旦发生血行转移，则会影响预后。放疗、化疗对于恶性叶状囊肉瘤效果不肯定。

第十节　特殊类型乳腺癌

一、炎性乳腺癌

【概述】

炎性乳腺癌是一种具有独立临床及病理改变特点的肿瘤，也是局部晚期乳腺癌中预后恶劣的一类。炎性乳腺癌较罕见，仅占所有乳腺癌的1%～2.5%，一般发生于年轻妇女，尤其妊娠期和哺乳期妇女中。

【临床表现】

（1）肉眼所见乳房弥漫肿大，质地坚硬，无明显局限性肿块。乳房表面呈紫红色，增厚、水肿，与正常完整的皮肤无界线。皮肤可出现卫星结节。

（2）临床均以乳房急性炎症就诊，表现为乳房红肿热痛及局部压痛，皮肤红肿至少占乳房的1/3以上，皮肤增厚，有时有疼痛、热感，皮肤亦有橘皮样变。

（3）抗感染治疗无效。患者实验室检查无阳性发现，白细胞多在正常范围，偶有增高。初诊时易误诊为乳腺炎或蜂窝织炎而用抗生素治疗，但无效或效果不明显。

（4）乳腺肿瘤可很快累及整个乳房，短期内出现皮肤的卫星结节。

（5）转移早而广，术后复发率高。预后差，发展迅速，患者常于1年内死亡。

（6）针吸细胞学检查和局部组织活检可明确诊断。镜下见淋巴管中有癌细胞团的浸润，有时皮内的浅淋巴管和乳房内的淋巴管及血管中也可见癌细胞，但并不见淋巴细胞和浆细胞增多。

【诊断和鉴别诊断】

根据临床表现及针吸细胞学检查和局部组织活检可明确诊断。但常常与一些乳腺炎症相混淆而延误诊治，故临床诊治中一定注意与急性乳腺炎和乳腺脓肿鉴别，急性乳腺炎和乳腺脓肿多见于年轻、哺乳期的妇女，除局部炎症外，尚有全身发热、白细胞明显升高等反应；查体乳房皮肤有充血水肿，但橘皮样变不明显，绝无卫星结节；针吸穿刺可为脓液及坏死组织，细胞学检查为炎性细胞，无癌细胞，抗生素治疗有明显疗效。

【治疗】

炎性乳腺癌进展快，扩散范围广，预后差。施行乳腺癌根治术或单纯切除术后，5年生存率为0%~10%。有学者认为，手术可能加速扩散并抑制肌体的免疫功能。目前不主张单纯手术治疗，而推荐综合治疗。

2、乳头乳晕湿疹样癌

【概述】

乳头乳晕湿疹样癌又称乳腺佩吉特病，是乳腺癌的一种特殊类型。

【临床表现】

（1）病变初起时，在乳头及乳晕区出现慢性湿疹样改变，乳头瘙痒、烧灼感，以后表皮变潮红，病情再发展，皮肤粗糙变厚，有脱屑、糜烂、渗出、破溃，反复结痂，脱落至乳头变平或消失。

（2）以单侧乳房受累为主。

（3）乳头或乳晕糜烂，反复结痂。

（4）显微镜下见乳头及乳晕表皮内有体积大的佩吉特细胞。

【诊断和鉴别诊断】

乳头乳晕湿疹样癌具有特殊的临床表现，根据典型的症状、体征及病理检查，诊断并无困难。而确诊应以组织学检查找到佩吉特细胞为依据。本病容易与乳头湿疹或接触性皮炎相混淆，乳头湿疹及接触性皮炎多见于年轻人，双侧发病，触之软，边缘不硬，极少有乳头轮廓消失，且病程短。

【治疗】

手术切除是本病的首选治疗，病变局限在乳头，而乳腺内无肿块、腋淋巴结不大，可行全乳切除术；如果腋淋巴结肿大，疑有癌转移，应行改良根治术；如果乳腺内有肿块者应行根治术或扩大根治术。

三、男性乳腺癌

【概述】

男性乳腺癌是少见的恶性肿瘤，占乳腺癌的1%左右。发病多见于老年男性。病因尚不清楚。多数学者认为本病有遗传倾向。常就诊晚，转移早，预后差。

【临床表现】

（1）老年男性，乳房出现无痛性肿块。

（2）查体肿块侵犯皮肤及乳头，并可出现溃疡。部分患者有乳头内陷、结痂、排液，肿块边界常不清，早期常有皮肤或胸肌粘连，早期即发现腋淋巴结肿大。

（3）针吸细胞学检查找到重度增生可疑癌细胞。

（4）术前取活组织做冷冻切片明确诊断。

（5）病理类型与女性乳腺癌相似，绝大多数是浸润性导管癌、无小叶原位癌。雌激素受体阳性率高。

【治疗】

男性乳腺癌的治疗同女性乳腺癌，术后生存率与女性乳腺癌相似，但有淋巴结转移者，其术后5年生存率低于女性乳腺癌。

1. 手术治疗　对于未侵犯胸肌的患者，应首选改良根治术；对于侵犯胸肌的患者，手术方式以根治术或扩大根治术为主。

2. 放疗　肿块较小即发生内乳区或腋下的淋巴结转移，因此，术后有必要行内乳区、腋窝、锁骨上及胸壁放射治疗以减少复发。

3. 化疗　男性乳腺癌术前化疗后再行化疗的方案可望提高生存率。

4. 内分泌治疗　淋巴结转移阳性及雌激素受体阴性者加用：

（1）药物治疗　如他莫昔芬。

（2）手术疗法

1）双侧睾丸切除术，晚期患者采用双侧睾丸切除术及其他内分泌治疗，常有一定的姑息作用，其效果较女性卵巢切除为佳。

2）双侧肾上腺切除术。

3）垂体切除术。因手术难度大、不良反应大，手术不能完全切除副垂体或类垂体组织而常常导致治疗失败，因此，此手术绝少使用。

第十一节　急性胆囊炎

【概述】

急性胆囊炎是胆囊发生的急性化学性和/或细菌性炎症，多数合并有胆囊结石，称结石性胆囊炎，女性多于男性。5%的患者未合并胆囊结石，称非结石性胆囊炎。

【诊断】

1. 临床表现

（1）病史　多在饱餐、进油腻食物后发作，既往可有胆囊结石病史。

（2）症状

1）腹痛：突发性右上腹阵发性绞痛，可向右肩背部放射。

2）发热：常轻度发热，如出现寒战、高热预示胆囊坏疽、穿孔。

3）其他：多数患者伴有恶心、呕吐等消化道症状，有10%~25%患者有轻度黄疸。

（3）体征　右上腹可有程度、范围不同的压痛、反跳痛及肌紧张，墨菲征阳性。部分患者可在右上腹触及肿大胆囊。当炎性渗出较多或胆囊穿孔时，全腹可有压痛和反跳痛。肝区或背部有叩击痛。

2. 辅助检查

（1）实验室检查　血白细胞计数升高，中性粒细胞增多，可有血清转氨酶、碱性磷酸酶及血清胆红素升高。

（2）影像学检查

1）B 超：为首选检查方法，胆囊胀大、胆囊壁增厚、胆汁透声差，密度不均匀，可发现结石强光团伴声影，胆囊周围可有渗液。

2）CT 检查：有助于鉴别诊断。

3）X 线：少数产气杆菌感染者或胆囊肠道内瘘形成时在腹部 X 线平片上可见胆囊壁和胆囊腔内有气体存在。

3. 鉴别诊断

（1）十二指肠溃疡合并十二指肠周围炎：多有长期反复发作病史，发病具有典型的周期性，予以抑酸治疗有效。

（2）胃十二指肠急性穿孔：起病急，疼痛剧烈，呈刀割样；有典型的腹膜炎体征；腹部平片可见膈下游离气体。

（3）肠梗阻：具有典型的腹痛、腹胀、停止排气、呕吐四联症，腹部平片可见典型改变。

（4）肝癌自发破裂出血。

【分型】

1. 按是否合并结石分类

（1）急性结石性胆囊炎。

（2）急性非结石性胆囊炎。

2. 按病理改变分类

（1）急性单纯性胆囊炎。

（2）急性化脓性胆囊炎。

（3）坏疽性胆囊炎。

【治疗】

1. 非手术治疗　禁食，解痉镇痛，抗生素应用，纠正水、电解质和酸碱失衡及全身支持治疗。

2. 手术治疗　急性胆囊炎诊断明确者原则上宜手术治疗。

（1）急诊手术指征

1）胆囊肿大，张力较高，压痛明显，有坏疽、穿孔可能者。

2）胆囊已穿孔伴弥漫性腹膜炎者。

3）既往有反复发作史。

4）经非手术治疗无效，病情加重或合并急性胆管炎、急性胰腺炎者。

（2）手术方式

1）胆囊切除术：合并黄疸者行胆总管探查术，不能决断时，最好行术中胆道造影确定是否行胆总管探查。

2）胆囊造瘘术：适于胆囊周围水肿粘连严重、解剖不清或患者全身情况较差，难以耐受胆囊切除术者。3~6 个月后行胆囊切除术。

第十二节　胆管损伤及良性胆管狭窄

【概述】

胆管损伤大多数由手术引起，极小部分由外伤引起。胆管损伤很少单独发生，多伴有肝、十二指肠、胰腺和大血管损伤。医源性胆道损伤是指外科手术过程中造成的胆管损伤，是良性胆管狭窄最主要原因，多发生在胆囊切除及不适当的、粗暴的胆管探查时。

【诊断】

1. 临床表现

（1）胆管损伤　常有右上腹持续性疼痛，表现为腹膜炎体征。开放性损伤患者可见伤口有胆汁渗出。剖腹探查可见局部有胆汁流出。

（2）医源性胆管损伤

1）术中发现被切断的管道内有胆汁流出。

2）术后胆汁可以自引流物或手术伤口流出，未放置引流者出现腹膜炎表现。

（3）良性胆管狭窄　患者在术后远期出现反复发作的胆管感染和黄疸。如未及时治疗，可出现胆汁性肝硬化的表现。

2. 辅助检查

（1）实验室检查　并发感染时白细胞增加，胆红素增高。

（2）影像学检查

1）B 超、CT：可以提供肝胆管狭窄近端扩张的程度、范围和有无结石的征象。

2）经内镜逆行胆胰管成像（ERCP）：可见胆管中断、狭窄或造影剂溢出胆管，进入腹腔。

3）磁共振胆胰管成像（MRCP）：可显示胆管狭窄部位及近端胆管扩张程度。

4）腹腔引流管造影：若胆道系统显影，可了解损伤部位、程度。

【分型】

以确认的胆管狭窄的 Bismuth 分型（该分型通常也适用于胆管损伤分型）：

1. Ⅰ型 肝总管或主要胆管残留≥2 cm。

2. Ⅱ型 肝总管残留<2 cm。

3. Ⅲ型 左右肝管汇合部完整；左右肝管系统相通。

4. Ⅳ型 左右肝管汇合部损坏；左右肝管分离。

5. Ⅴ型 Ⅰ型、Ⅱ型或Ⅲ型+副右肝管狭窄。

【治疗】

主要在于手术中严谨操作，预防损伤的发生。处理方式及效果受以下几个重要因素影响：①损伤发现的早晚；②损伤位置的高低（即类型）；③损伤胆管的局部血供状态；④是否合并感染。

1. 术中处理 术中及时发现胆管小的裂伤，损伤范围<0.5 cm 时可予以修复或成形；胆管横断伤，如张力不大，可行胆管对端吻合术；以上情况均应同时放置“T”形管，术后带管支撑 4~6 周，如果不能做到精确的黏膜对黏膜吻合，支架管应放置 6 个月以上。如末端吻合困难或胆管壁缺损>1.5 cm，则应行胆管空肠 Ronx-en-Y 吻合术。

2. 胆瘘的处理 如早期发现伴有胆汁性腹膜炎，应再次手术，放置引流，视损伤及胆管局部情况决定是否同时处理胆管损伤。若发现较晚，炎症严重，则应保持通畅引流至炎症消退后行胆管空肠 Roux-en-Y 吻合术。

3. 良性胆管狭窄的处理 可将狭窄近端胆管（肝管）成型后与空肠行 Roux-en-Y 大口径吻合术。手术难以处理或无法耐受手术的高危患者可采取气囊扩张、支架引流的方法。良性胆管狭窄单纯放置支架管的长期疗效尚有争议。手术难以处理的双侧多处胆管狭窄，伴有胆汁性肝硬化、门静脉高压或肝衰竭前期可考虑肝移植。

第十三节 肝海绵状血管瘤

【概述】

肝海绵状血管瘤是肝脏常见的良性肿瘤，中年女性多见，多为单发；左、右肝的发生率大致相等。肿瘤生长缓慢，病程长达数年以上。组织学检查见大量扩张的血管间隙，被覆扁平的上皮细胞，腔隙间隔为纤维结缔组织，根据间隔宽窄，可分为海绵状血管瘤和毛细血管瘤，前者多有血栓形成。

【诊断】

1. 临床表现

（1）症状　常无明显的自觉症状。压迫邻近器官时，可出现上腹部不适、腹胀、上腹隐痛、嗳气等症状。

（2）体征　腹部肿块与肝相连，表面光滑，质地柔软，有囊性感及不同程度的压痛感，有时可呈分叶状。

2. 辅助检查

（1）实验室检查　可有消耗性凝血功能异常、血小板减少。

（2）影像学检查

1）超声检查：显示肝内均质、强回声病变，边界大多清楚，或病变区内强回声伴不规则低回声，病变内可显示扩张的血窦。

2）CT 检查：平扫见肝内低密度区，轮廓清楚，密度均匀；增强 CT 呈现边缘强化和结节状强化，“早进晚出”的特点。

3）MRI：T_1 图像呈低信号，T_2 持续时间延长，表现为高信号。

3. 鉴别诊断　应与原发性肝癌、继发性肝癌、肝脓肿等鉴别。

【治疗】

直径>8 cm 或有临床症状者，或可能出现瘤体破裂危及生命者，应行手术治疗，手术切除是治疗肝海绵状血管瘤的最有效的方法。可根据病变范围做肝部分切除，血管瘤摘除术或肝叶切除。对直径<15 cm 者，也可采用血管瘤捆扎术。病变广泛不能切除者，可行肝动脉结扎加肝动脉栓塞。近年来射频消融应用于肝海绵状血管瘤的治疗。对不能切除而又造成肝功能严重损害的巨大肝海绵状血管瘤可考虑行肝移植术。

第十四节　肝棘球蚴病

【概述】

肝棘球蚴病，是细粒棘球绦虫的蚴（棘球蚴）寄生在肝脏所致的一种寄生虫病，我国西北及西南畜牧地区多见。少数是由泡状棘球蚴感染所致的泡状棘球蚴病。

【诊断】

1. 临床表现

（1）病史　牧区居住史或与犬、羊等动物有密切接触史。

（2）症状　早期症状不明显。后期可出现上腹部胀满感、轻微疼痛、压迫邻近脏器的症状。病程中常有变态反应史，如皮肤瘙痒、荨麻疹等。继发感染时表现为胸痛、腹痛、高热、寒战。囊肿破裂可致过敏性休克。

（3）体征　上腹部类圆形肿块，表面光滑，边界清楚，质坚韧有弹性感，随呼吸上下移动，叩之震颤（即包茎囊肿震颤征）；压迫胆道，引起阻塞性黄疸；囊肿压迫门静脉和下腔静脉可出现腹水、脾大和下肢水肿等。

2. 辅助检查

（1）实验室检查

1）嗜酸性粒细胞计数升高。

2）包虫皮内试验（卡索尼试验）：阳性率可达 90%～93%，泡状棘球蚴病阳性率更高。

3）补体结合试验：阳性率为 80%～90%，若棘球蚴已死或包茎囊肿破裂，则此试验不可靠。

4）间接血凝法试验：阳性率约为 81%，摘除包囊 1 年以上，常转为阴性。

（2）影像学检查

1）B 超：液性暗区，边缘光滑，界限清晰，外囊壁肥厚钙化时呈弧形强回声并伴有声影，有时暗区内可见漂浮光点反射。

2）CT：可明确显示囊肿大小、位置等。

3. 鉴别诊断　肝棘球蚴病应与右肾积水、肝脓肿、胆道结石、胆囊积水、非寄生虫性肝囊肿等鉴别。泡状棘球蚴病应注意与肝癌鉴别。

【并发症】

囊肿破裂、继发感染。

【分型】

1. 细粒棘球蚴病　常见。

2. 泡状棘球蚴病　少见。为囊实混合性包块，应与肝海绵状血管瘤，特别是肝癌相鉴别。

【治疗】

1. 非手术治疗　不能外科手术治疗或术后复发经多次手术不能根治的棘球蚴，可试用阿苯达唑（400~600 毫克/次，每天 3 次，21~30 天为 1 个疗程）、吡喹酮或甲苯嘧唑等药物治疗。

2. 手术治疗　为主要治疗手段。

（1）手术原则　彻底清除内囊，防止囊液外溢，消除外囊残腔和预防感染。

1）包茎内囊摘除术。

2）肝切除术。

（2）肝切除术的适应证

1）单发囊肿体积巨大、囊壁坚厚或钙化不易塌陷，局限于半肝内，而且病侧肝组织已萎缩。

2）限于肝的一叶、半肝内的多发性囊肿和肝泡状棘球蚴病者。

3）引流后囊腔经久不愈，遗留瘘管。

4）囊肿感染后形成厚壁的慢性囊肿。

（3）术后并发症

1）胆瘘。

2）继发性棘球蚴病。

3）遗留长期不愈的窦道。

第十五节　急性腹膜炎

【概述】

急性腹膜炎是由细菌感染、化学刺激或损伤所引起的外科常见的一种严重疾病。多数是继发性腹膜炎，源于腹腔的脏器感染、坏死穿孔、外伤等。其主要临床表现为腹痛、腹部压痛、腹肌紧张，以及恶心、呕吐、发热，白细胞升高，严重时可致血压下降和全身中毒性反应，如未能及时治疗可死于中毒性休克。部分患者可并发盆腔脓肿、肠间脓肿、膈下脓肿、髂窝脓肿及粘连性肠梗阻等。为此积极地预防腹膜炎的发生，发生后早期确诊和清除病灶，是十分重要的。

【病因及分类】

1. 根据腹膜炎的发病机制分类

（1）原发性腹膜炎　临床上较少见，是指腹腔内无原发病灶，病原菌是经由血液、淋巴途径或女性生殖系统而感染腹腔所引起的腹膜炎。原发性腹膜炎多见于体质衰弱，严重肝病患者或在抗病能力低下的情况下，或肾病、猩红热、营养不良并发上呼吸道感染时均可致病，尤其是 10 岁以下的女孩多见。脓液的性质据菌种而不同，常见的溶血性链球菌的脓液稀薄而无臭味，脓汁和血培养可找到溶血性链球菌和肺炎双球菌。临床上常有急性腹痛、呕吐、腹泻，并迅速出现脱水或全身中毒症状。

（2）继发性腹膜炎　继发性腹膜炎是临床上最常见的急性腹膜炎，继发于腹腔内的脏器穿孔、脏器损伤破裂、炎症和手术污染。主要常见病因有阑尾炎穿孔、胃及十二指肠溃疡急性穿孔、急性胆囊炎透壁性感染或穿孔伤、寒肠穿孔，以及急性胰腺炎、女性生殖器官化脓性炎症或产后感染等含有细菌的渗出液进入腹腔引起腹膜炎。绞窄性肠梗阻和肠系膜血管血栓形成引起肠坏死，细菌通过坏死的肠壁进入腹腔，导致腹膜炎。其他如腹部手术污染腹腔、胃肠道吻合口瘘，以及腹壁严重感染，均可导致腹膜炎。

正常胃肠道内有各种细菌，进入腹腔后绝大多数均可成为继发性腹膜炎的病原菌；其中以大肠埃希菌最为多见，其次为厌氧杆菌、链球菌、变形杆菌等，还有肺炎双球菌、淋病双球菌、铜绿假单胞菌。但绝大多数情况下为混合感染。多种细菌同时存在可发生协同的病理作用，极大地增加了感染的严重性，故毒性较强。

2. 根据病变范围分类

（1）局限性腹膜炎　腹膜炎局限于病灶区域或腹腔的某一部分，如炎症由于大网膜和肠曲的包裹形成局部脓肿，例如阑尾周围脓肿、膈下脓肿、盆腔脓肿等。

（2）弥漫性腹膜炎　炎症范围广泛而无明显界限，临床症状较重，若治疗不及时可造成严重后果。

3. 根据炎症性质分类

（1）化学性腹膜炎　见于溃疡穿孔、急性出血坏死型胰腺炎等，胃酸、十二指肠液，胆盐胆酸、胰液的强烈刺激而致化学性腹膜炎，此时腹腔渗液中无细菌繁殖。

（2）细菌性腹膜炎　腹膜炎是由细菌及其产生毒素的刺激而引起的，如空腔脏器穿孔 8 h 后多菌种的细菌繁殖化脓可产生毒素。

因治疗需要将腹膜炎分为不同类型，然而这些类型在一定条件下是可以互相转化的。

如溃疡穿孔早期为化学性腹膜炎，经过6～12 h后可转变成细菌性化脓性腹膜炎；弥漫性腹膜炎可局限为局限性腹膜炎，相反，局限性腹膜炎也可发展为弥漫性腹膜炎。

【临床表现】

由于致病原因的不同，腹膜炎可以突然发生，也可以逐渐发生。例如，胃十二指肠溃疡急性穿孔或空腔脏器损伤破裂所引起的腹膜炎，常为突然发生，而急性阑尾炎等引起的，则多先有原发病的症状，然后再逐渐出现腹膜炎征象。急性腹膜炎的主要临床表现：早期为腹膜刺激症状，如腹痛、压痛、腹肌紧张和反跳痛等；后期由于感染和毒素吸收，主要表现为全身感染中毒症状。

1. 腹痛　这是腹膜炎最主要的症状。疼痛的程度随炎症的程度而异。但一般都很剧烈，不能忍受，且呈持续性。深呼吸、咳嗽、转动身体时都可加剧疼痛。故患者不愿变动体位，疼痛多自原发灶开始，炎症扩散后蔓延至全腹，但仍以原发病变部位较为显著。

2. 恶心、呕吐　此为早期出现的常见症状。开始时因腹膜受刺激引起反射性的恶心、呕吐，呕吐物为胃内容物。后期出现麻痹性肠梗阻时，呕吐物转为黄绿色的含胆汁液，甚至为棕褐色粪样肠内容物。由于呕吐频繁可呈现严重脱水和电解质紊乱。

3. 发热　突然发病的腹膜炎，开始时体温可以正常，之后逐渐升高。老年衰弱的患者，体温不一定随病情加重而升高。脉搏通常随体温的升高而加快。如果脉搏增快而体温反而下降，多为病情恶化的征象，必须及早采取有效措施。

4. 感染中毒症状　当腹膜炎进入严重阶段时，常出现高热、大汗、口干、脉快、呼吸浅促等全身中毒表现。后期由于大量毒素吸收，患者则有表情淡漠、面容憔悴、眼窝凹陷、口唇发绀、肢体冰冷、舌黄干裂、皮肤干燥、呼吸急促、脉搏细弱、体温剧升或下降、血压下降休克、酸中毒等表现。若病情继续恶化，终因肝肾功能衰弱及呼吸循环衰竭而死亡。

【诊断】

根据腹痛病史，结合典型体征，白细胞计数及腹部X线检查等，诊断急性腹膜炎一般并不困难。明确发病原因是诊断急性腹膜炎的重要环节。原发性腹膜炎常发生于儿童呼吸道感染期间，患儿突然腹痛、呕吐、腹泻，并出现明显的腹部体征。病情发展迅速。而继发性腹膜炎的病因很多，只要仔细询问病史并结合各项检查和体征进行综合分析即可诊断，腹肌的程度并不一定反映腹内病变的严重性。例如，儿童和老人的腹肌紧张度就不如青壮年显著；某些疾病如伤寒肠穿孔或应用肾上腺皮质激素后，腹膜刺激征往往有所减轻。故不能单凭某一项重要体征的有无而下结论，要进行全面分析。诊断时需要进一步的辅助检查，如肛指检查、盆腔检查、低半卧位下诊断性腹腔和女性后穹隆穿刺检查。根据穿刺所得液体颜色、气味、性质及涂片镜检，或淀粉酶值的定量测定等来判定病因，也可做细菌培养。腹腔抽出的液体大致有透明、浑浊、脓性、血性和粪水样几种。结核性腹膜炎为草黄色透明的黏性液，上消化道穿孔为黄绿色混浊液，含有胃液、胆汁。急性阑尾炎穿孔为稀薄带有臭味的脓液。而绞窄性肠梗阻、肠坏死，可抽出血性异臭液体。急性出血坏死型胰腺炎可抽出血性液而且胰淀粉酶定量很高。若腹穿为完全的新鲜不凝血则考虑为腹腔内实质性脏器损伤。一般空腔脏器穿孔引起的腹膜炎多是杆菌为主的感染。只有原发性腹膜炎是球菌为主的感染。如果腹腔液体在 100 mL 以下，诊断性腹穿不易成功。为明确诊断，可行诊断性腹腔冲洗，在无菌下注入生理盐水后再抽出，进行肉眼检查和镜检，会给明确诊断提供可靠资料。对病因实在难以确定而又有肯定手术指征的患者，则应尽早进行剖腹探查以便及时发现和处理原发病灶，不应为了等待确定病因而延误手术时机。

【治疗】

积极消除引起腹膜炎的病因，并彻底清洗吸尽腹腔内存在的脓液和渗出液，或促使渗出液尽快吸收、局限，或通过引流而消失。为了达到上述目的，要根据不同的患者，不同的病变阶段，不同的患者体质，采取不同的治疗措施。总的来说，急性腹膜炎的治疗可分为非手术治疗和手术治疗 2 种。

1. 非手术治疗　非手术治疗应在严密观察及做好手术准备的情况下进行。

（1）指征

1）原发性腹膜炎或盆腔器官感染引起腹膜炎，前者的原发病灶不在腹腔内，后者对抗生素有效一般不必手术，但在非手术治疗的同时，应积极治疗其原发病灶。

2）急性腹膜炎的初期尚未遍及全腹，或因肌体抗病力强，炎症已有局限化的趋势，临床症状也有好转，可暂时不急于手术。

3）急性腹膜炎病因不明病情也不重，全身情况也较好，腹水不多，腹胀不明显，可以进行短期的非手术治疗进行观察（一般 4～6 h）。观察其症状、体征和化验，以及特殊检查结果等，然后根据检查结果和发展情况决定是否需要手术。

（2）治疗方法

1）体位：在无休克时，患者应取半卧位，此体位有利于腹内的渗出液积聚在盆腔，因为盆腔脓肿中毒症状较轻，也便于引流处理。半卧位时要经常活动两下肢，改换受压部位，以防发生静脉血栓形成和压疮。

2）禁食：对胃肠道穿孔患者必须绝对禁食，以减少胃肠道内容物继续漏出。对其他病因引起的腹膜炎已经出现肠麻痹者，进食能加重肠内积液积气使腹胀加重。必须待肠蠕动恢复正常后，才可开始进饮食。

3）胃肠减压：可以减轻胃肠道膨胀，改善胃肠壁血运，减少胃肠内容物通过破口流入腹腔，胃肠减压是腹膜炎患者不可少的治疗，但长期胃肠减压妨碍呼吸，导致咳嗽，增加体液丢失造成低氯低钾性碱中毒，故一旦肠蠕动恢复正常应及早拔去胃管。

4）静脉输入晶胶体液：腹膜炎禁食患者必须通过输液以纠正水、电解质和酸碱失衡。对严重衰竭患者应输注血、血浆、清蛋白，以补充因腹腔渗出而丢失的蛋白，防止低蛋白血症和贫血。对轻症患者可输注葡萄糖液或平衡盐，对有休克的患者在输入晶胶体液的同时要有必要的监护，包括血压、脉率、心电、血气、中心静脉压、尿比重和酸碱度、血细胞比容、电解质定量观察、肾功能等，用以即时修正体液的内容和速度，增加必要的辅助药物。也可给予一定量的激素治疗。在基本扩容后可酌情使用血管活性药，其中以多巴胺较为安全，确诊后可边抗休克边进行手术。

5）补充热量与营养：急性腹膜炎需要大量的热量与营养以补其需要，其代谢率为正常的140%，每天需要热量达3 000~4 000 kcal（1 kcal=4. 1868 kJ）。当不能补足所需热量时，肌体内大量蛋白质被消耗，则患者承受严重损害，目前除输葡萄糖供给部分热量外，尚需输给复方氨基酸液以减轻体内蛋白的消耗，对长期不能进食的患者应考虑深静脉高营养治疗。

6）抗生素的应用：由于急性腹膜炎病情危重且多为大肠埃希菌和粪链球菌所致的混合感染，早期即应选用大量广谱抗生素，之后再根据细菌培养结果加以调整，给药途径以静脉滴注较好，除大肠埃希菌、粪链球菌外，要注意有耐药的金黄色葡萄球菌和无芽孢的厌氧菌（如粪杆菌）的存在，特别是那些顽固性感染的患者，适当选择敏感的抗生素，如氯霉素、克林霉素、甲硝唑、庆大霉素、氨苄西林等。对革兰阴性杆菌败血症者可选用第三代头孢菌素，如头孢曲松等。

7）镇痛：为减轻患者痛苦，适当地应用镇静止痛药是必要的。对于诊断已经明确，治疗方法已经决定的患者，用哌替啶（杜冷丁）或吗啡来制止剧痛也是允许的，且其对增强肠壁肌肉张力和防止肠麻痹有一定作用。但如果诊断尚未确定，患者还需要观察时，不宜用止痛药，以免掩盖病情。

2. 手术治疗

手术治疗通常适用于病情严重、非手术疗法无效者。

（1）指征

1）腹腔内原发病灶严重者，如腹内脏器损伤破裂、绞窄性肠梗阻、炎症引起肠坏死、肠穿孔、胆囊坏疽穿孔、术后胃肠吻合口瘘所致腹膜炎。

2）弥漫性腹膜炎较重而无局限趋势者。

3）经非手术治疗（一般不超过 12 h），腹膜炎症与体征均不见缓解，或反而加重者。

4）原发病必须手术解决者，如阑尾炎穿孔，胃、十二指肠穿孔等。

（2）治疗方法

1）病灶处理：清除腹膜炎的病因是手术治疗的主要目的。感染源消除得越早，则预后越好，原则上手术切口应该越靠近病灶的部位越好，以直切口为宜，便于上下延长，并适合于改变手术方式。探查要轻柔细致，尽量避免不必要的解剖和分离，防止因操作不当而引起感染扩散，对原发病灶要根据情况做出判断后再行处理，坏疽性阑尾炎和胆囊炎应予切除，若局部炎症严重、解剖层次不清或病情危重而不能耐受较大手术时可简化操作，只做病灶周的引流或造口术。待全身情况好转、炎症愈合后 3~6 个月来院做择期胆囊切除或阑尾切除术。对于坏死的肠段必须切除。条件实在不允许时可做坏死肠段外置术。一面抗休克一面尽快切除坏死肠段以挽救患者，此为最佳手术方案。对于胃十二指肠溃疡穿孔在患者情况允许下，如穿孔时间短，处在化学性腹膜炎阶段，空腹情况下穿孔、腹腔污染轻，病变确需切除时应考虑行胃大部切除术。若病情严重，患者处于中毒性休克状态，且腹腔污染重，处在化脓性腹膜炎阶段，则只能行胃穿孔修补术，待体质恢复、3~6 个月后住院择期手术。

2）清理腹腔：在消除病因后，应尽可能地吸尽腹腔内脓液、清除腹腔内的食物残渣、粪便、异物等，最好的清除办法是负压吸引，必要时可以辅以湿纱布轻拭，应避免动作粗暴而伤及浆膜表面的内皮细胞。若有大量胆汁，胃肠内容物严重污染全腹腔时，可用大量生理盐水进行腹腔冲洗，一面洗一面吸引，为防止冲洗时污染到膈下，可适当将手术床摇为头高的斜坡位，冲洗到水清亮为止，若患者体温高时，亦可用 4 ℃生理盐水冲洗腹腔，兼能收到降温效果。当腹腔内大量脓液已被形成的假膜和纤维蛋白分隔时，为达到引流通畅的目的，必须将假膜和纤维蛋白等分开、去除，虽有一定的损伤但效果较好。

3）引流：引流的目的是使腹腔内继续产生的渗液通过引流物排出体外，以便残存的炎症得到控制、局限和消失，防止腹腔脓肿的发生。弥漫性腹膜炎手术后，只要清洗干净，一般不需引流。但在下列情况下必须放置腹腔引流。

A. 坏疽病灶未能切除，或有大量坏死组织未能清除时。

B. 坏疽病灶虽已切除，但因缝合处组织水肿影响愈合有漏的可能时。

C. 腹腔内继续有较多渗出液或渗血时。

D. 局限性脓肿。

通常采用的引流物有烟卷引流、橡皮管引流、双套管引流、潘氏引流管引流、橡皮片引流，引流物一般放置在病灶附近和盆腔底部。

第十六节　胃肿瘤

一、胃癌

【概述】

胃癌是指原发于胃上皮源性恶性肿瘤，可影响胃黏膜的任何部分，也可影响周围的结构，如淋巴结、消化道或其他器官，甚至扩散到其他器官，如肝、肺、骨，导致转移性肿瘤。胃癌是人类最常见的恶性肿瘤之一。

【病因】

1. 多种因素共同作用　目前，没有任何一种单一因素被证明是人类胃癌的直接病因，其发生可能是外界环境中某些致癌因素和抑癌因素的共同作用，与胃黏膜损伤与修复的病理变化过程相互作用而产生癌变，其病因与多种因素有关。

（1）亚硝胺类化合物　亚硝胺类化合物即N—亚硝基化合物。胃为亚硝基化合物的主要合成器官，其硝酸盐的摄入量与胃癌发病率之间有明显的正相关。

（2）多环芳烃类化合物　多环芳烃化合物中有代表性的致病物质是苯并芘，胃肿瘤的发生与苯并芘的剂量相关。

（3）幽门螺杆菌　目前认为幽门螺杆菌菌株的毒力、宿主的遗传因素及环境因素是影响幽门螺杆菌感染的三大协同因素。在发展过程中，原癌基因的激活和抑癌基因的失活随之增加。

（4）营养与饮食行为　高淀粉、低蛋白质膳食可增加胃癌发病率，高盐饮食及盐渍食品摄入过多与胃癌的发生也有关系；而新鲜蔬菜、水果、葱蒜、豆类等食品具有预防胃癌发生的保护性作用，并显示出量效关系。

（5）血型与遗传　多项研究发现，血型为 A 型患者胃癌的危险度高于其他血型 20%~30%，在 A 型血型的人群中患肠上皮化生和异型增生者的比例高于其他血型。

（6）其他　在全世界数项病例对照、前瞻性研究中，大多数结果显示吸烟为胃癌的危险因素，相对危险度为 4~4.8，并有随吸烟量升高而升高的趋势。近年来，对微量元素与胃癌关系的研究逐渐被重视。一般认为，镍、砷、锰、铅等微量元素有致癌或促癌作用，而硒能抑制某些致癌物质的致癌作用。

2. 癌前疾病

（1）慢性萎缩性胃炎。

（2）胃息肉。

（3）胃溃疡。

（4）残胃癌。

（5）其他，如肥厚性胃炎、疣状胃炎及恶性贫血等。

【临床表现】

胃癌的早期临床表现无特异性，包括胃部疼痛不适、食后饱胀、上腹嘈杂不适、嗳气、反酸、呕吐、食欲不振、腹泻或便秘、贫血、全身疲乏无力。这些症状可能是仅有一种，亦可能是两三种，甚至多种复合出现。另外就贲门部癌来说，吞咽困难、背痛、胸骨后痛等亦可是初发症状。这些症状均不是胃癌所特有或一定出现的。

早期胃癌一般无特殊体征，以上腹压痛多见。极少数可扪及包块。并发幽门梗阻时，上腹可见胃型、胃蠕动波。癌性腹水积存过多时可出现腹部膨隆，移动性浊音阳性。晚期胃癌可伴有卵巢、左锁骨上淋巴结、肝、肺转移。

【诊断】

胃癌的早期诊断是提高胃癌患者生存率的关键。目前我国胃癌的早期诊断率还很低，90%为进展期胃癌。

1. X 线钡餐检查　是诊断胃癌的重要手段。可以观察胃的形态和黏膜的变化、蠕动障碍、排空时间等。特别是采用气钡双重对比检查能够发现病变仅限于黏膜或黏膜下层的早期胃癌。

2. 纤维胃镜检查　是目前诊断胃癌的主要方法。胃镜将直接肉眼观察与活体组织学检查结合起来，特别有利于早期胃癌的诊断。胃镜下观察到的早期胃癌主要有 3 种不同的类型，即隆起型、平坦型和凹陷型。

（1）隆起型　胃窦部、胃体上部和贲门为好发区。病变黏膜呈息肉状隆起，表面糜烂，凹凸不平，边界与周围正常黏膜有区别。此型较易发现，预后较好。

（2）平坦型　病变黏膜与周围正常黏膜几乎为同一高度。病变黏膜发红或显黄白色，表面粗糙不同。此型又可分为3个亚型，即平坦隆起型Ⅱa、平坦型Ⅱb和平坦凹陷型Ⅱc。这一型诊断最为困难，极易漏诊。

（3）凹陷型　幽门部、胃大弯侧和贲门部为好发区。病变黏膜呈凹陷区，与周围正常黏膜分界清楚，黏膜可有出血点，失去正常黏膜的光泽。有时要区别浅表凹陷型和溃疡性癌较为困难。

3. 生化、免疫诊断法　有较好的运用前景。主要是对胃癌的单克隆抗体用组织学检测。

4. 胃液分析　胃癌患者多显游离酸缺乏或减少，注射组胺后多无变化。

5. 大便带血　多呈持续阳性。不因一般治疗而转阴。

6. 脱落细胞检查　包括胃镜下直接冲洗或摩擦法。如发现印指环状细胞或核异常细胞，有助于胃癌的诊断。

7. 超声内镜　是将微型超声探头安置在内镜的顶端，当将内镜插入消化道后，既可通过内镜直接观察胃黏膜表面的病变形态，又可进行超声扫描，获得消化道管壁各层次的组织特征及周围邻近重要脏器的超声图像，因此能清晰地观察到肿瘤浸润深度与范围。文献报道，超声胃镜鉴别早期和进展期胃癌的准确率可达70%~90%。

8. CT　CT的检查作用主要是显示病变范围，了解周围器官受侵犯的程度，如肝、脾、胆、横结肠、食管及淋巴结等；胃癌的表现有局限性的胃壁增厚、胃腔狭窄、溃疡及软组织块影等。CT对早期胃癌无诊断价值。

【治疗】

胃癌的治疗原则应将手术治疗作为首选的方法。然后根据病情合理地配合化疗、放疗、中药和免疫等综合治疗。这样才能取得较好的疗效。

1. 手术治疗　采用手术治疗为目前治疗胃癌的主要方法，可以分为根治性手术、姑息性手术和短路手术。

（1）根治性切除术　根治性切除手术就是将肿瘤完全切除，有可能达到治愈。根治性手术切除的范围包括切除有肿瘤的胃全部或大部，肿瘤可能侵入的周围组织及引流胃淋巴的各组淋巴结。关于切除淋巴结可分为清除第1级站、第2级站和第3级站淋巴结。由于癌肿沿胃壁蔓延可达 5 cm 余，故根治性胃大部分切除应距癌肿边缘大于 5 cm，全部大小网膜、胰腺部分被膜和横结肠系膜的前叶。

（2）扩大根治性切除 主要适用于肿瘤范围较大或已浸润浆膜及周围脏器时，可做全胃切除，或同时合并切除部分横结肠、胰尾、脾脏及肝左外叶等。

（3）姑息性切除术 是指肿瘤不能完全切除，只能切除主要肿块以达到解除症状、延长生存期的目的，为综合治疗创造条件。目前国内外学者对姑息性切除提出不同的观点。但大多数倾向只要能局部切除肿瘤，就应采取积极的态度。资料表明，姑息性切除术后 5 年生存率可高达 10%。所以绝不能轻易放弃切除肿瘤的机会。现认为即使有锁骨上淋巴结转移也不列为手术的绝对禁忌证。

（4）短路手术 在肿瘤不能切除而伴有幽门梗阻时，做胃空肠吻合术可以解除梗阻，维持进食，改善全身营养状态。

2. 综合治疗

（1）化疗 除早期胃癌可不采用化疗外，其他进展期胃癌都应进行化疗。目前尚无公认的最佳化疗方案。但对进展期胃癌目前倾向于早期腹腔内化疗。

（2）放疗 对某些进展期胃癌，临床上可摸到肿块。为提高手术切除率可进行术前局部照射，以每次 2 Gy，每周 5 次，共 4 周，总量为 40 Gy。在停止照射后 2 周再进行手术。目前国内外正在积极兴起术中照射的方法，并已取得了一定的效果。在切除肿瘤后建立胃肠吻合前，以腹腔动脉为中心术野，用直线加速器进行 1 次大剂量照射。量以 30~50 Gy 为宜。

二、胃原发性的恶性肿瘤

【概述】

除胃癌外，胃原发性的恶性肿瘤主要指胃肉瘤，胃肉瘤较少见，占胃恶性肿瘤的 3%~5%，近年来有升高趋势。其中恶性淋巴瘤 70%，平滑肌肉瘤 20%，其他源于脂肪、血管、神经等组织肉瘤罕见，平均发病年龄较轻，预后较好。

胃恶性淋巴瘤指原发于胃壁内淋巴滤泡的恶性肿瘤。男性稍多。

【病理】

始于胃壁内的淋巴滤泡，逐渐向四周浸润扩散，多位于胃体小弯侧和后壁。可以单发、多发或呈广泛弥散型。按细胞组成可分为霍奇金淋巴瘤、非霍奇金淋巴瘤 2 大类，原发性霍奇金淋巴瘤罕见。主要为直接蔓延和淋巴转移。

临床上将淋巴瘤分为 4 期。Ⅰ期：病变局限于胃。Ⅱ期：病变在胃，并波及区域淋巴结。Ⅲ期：病变已波及膈肌上、下。Ⅳ期：病变已广泛扩散。

【临床表现】

症状不明显，无特异表现。

（1）部分患者有上腹疼痛、食欲减退、腹部饱胀感。服制酸剂后可缓解，易误诊及延误治疗。

（2）少数患者有夜间盗汗、体重减轻、发热。

（3）部分患者以上消化道出血、胃穿孔或幽门梗阻等并发症就诊。

（4）约1/3患者可扪及上腹部肿块，但很少引起梗阻。

【诊断】

由于胃恶性淋巴瘤的临床表现缺乏特异性，主要病理变化不在黏膜表面，诊断比较困难，国内外误诊率为72%~100%，往往在术后才能得到确诊。

1. X线钡餐检查　可见胃部异常，但缺乏特异性。胃双重对比造影对黏膜下肿瘤发现和诊断具有重要价值，是诊断胃淋巴瘤的主要方法。

2. 胃镜检查　因淋巴瘤形态不同而各异。大体上分为隆起型、溃疡型、弥漫型及混合型。但活检阳性率低，怀疑本病时应多取、深取6~8块。

3. 内镜超声扫描　能观察胃肿瘤的局部浸润深度，肿瘤与周围脏器的关系及淋巴结转移等情况，对术前诊断、临床分期及制订手术方案等具有重要意义。

4. CT检查　能提示胃壁局部或弥漫增厚，黏膜纹粗大。但易受胃肠内容物影响而模糊和产生伪影，此为其缺点。

【治疗】

以手术为主的综合治疗，辅以放疗和化疗。

原发性胃恶性淋巴瘤的手术原则同胃癌、胃窦部肿瘤，行根治性远端胃大部切除，切缘距肿瘤5 cm，切端须冷冻切片检查，防止遗留瘤组织。位于胃体、胃底部肿瘤应行全胃切除术。某些不能切除的肿瘤，须放疗或化疗后肿瘤缩小，再行手术切除。术后常需要辅以放疗和化疗。

三、胃平滑肌瘤和肉瘤

（一）胃平滑肌瘤

胃平滑肌瘤是胃内最常见的良性间叶组织肿瘤。约占胃良性肿瘤的40%。好发年龄为40~60岁。

【临床表现】

（1）本病临床症状缺乏特征性。但其最常见临床症状和体征是上消化道出血、腹部肿块和腹痛。另外还可伴有恶心、呕吐、腹胀等症状。

（2）X线钡餐造影和内镜检查可发现腔内型平滑肌瘤，呈息肉状、圆形或椭圆形，晚期可带蒂。

（3）内镜下常规活检阳性率极低。多块深挖式活检或内镜下肿瘤切除可获阳性结果。

（4）选择性动脉血管造影常可判断肌瘤的来源和性质。良性平滑肌瘤则表现为轮廓光滑、血管丰富、血管移位和造影剂蓄积等。壁间型、腔外型也皆可清楚显示。

【治疗】

胃平滑肌瘤生长缓慢，早期肿瘤较小，无症状，常被偶然发现。较大或巨大平滑肌瘤常有症状或并发症，仅少数可出现恶变，平滑肌瘤术前诊断困难，目前的治疗原则：手术治疗为主，内镜治疗为辅。

1. 经内镜切除　腔内型有蒂或无蒂的小平滑肌瘤可经内镜摘除。

2. 手术切除　胃平滑肌瘤绝大多数为良性肿瘤，即使恶变，其恶性程度也较低。故其手术方式与其他胃的恶性肿瘤有较大差异。胃平滑肌瘤术前多误诊，术后病理切片才能明确诊断，术中仔细探查和冷冻切片检查等对本病与胃其他恶性肿瘤鉴别有帮助。良性平滑肌瘤与平滑肌肉瘤的鉴别十分困难，冷冻切片往往也无帮助。据文献报道，少数平滑肌瘤组织学形态为良性而生物学行为呈恶性。因此，术后要常规送病理检查并要常规随访5年。

（二）平滑肌肉瘤

病变发生于胃壁内平滑肌组织，以胃体、胃底多见。除局部转移外，主要是血行转移，转移至肝多见，其次为肺，淋巴转移少见。

【临床表现】

无特异性症状。

（1）上腹部疼痛不适、呕吐、乏力、体重下降、偶有低热。

（2）可突发上消化道大出血，甚至需紧急手术止血。

（3）部分患者上腹部扪及肿块，多可活动呈分叶、结节状。

【治疗】

只有手术完全切除肿瘤才可能获得治愈，总的原则是完全切除肿瘤，而尽可能保留胃的容量。较小的肉瘤可行胃次全切除术，较大的肉瘤则应做全胃切除术，如伴有肝转移，则做转移灶局部切除。切除术式和胃癌根治相同，胃平滑肌肉瘤对化疗、放疗不敏感。

第十七节　急性胰腺炎

【概述】

急性胰腺炎从广义而论，有细菌性的、非细菌性的，前者可发展为胰腺脓肿，后者如酶性自我消化，还有特异性的如结核性、损伤性等。但是，在临床上一般通称的急性胰腺炎是指消化酶被激活后对本器官自身消化所引起的炎症，它是一个较常见的极为严重的急腹症，其发病率次于急性阑尾炎、急性胆囊炎、急性胆管炎及消化道穿孔。近年来其发病率有所上升。本病的高发年龄为 20～50 岁，以 40～50 岁较多，女性发病多于男性，约 1.7：1。一般分为轻型（单纯水肿性）和重型（出血坏死性）2 大类。轻型较多见，占急性胰腺炎的 85%～90%，以急腹痛、恶心、呕吐及血尿淀粉酶升高为主要表现，一般通过非手术治疗可以痊愈，预后良好，属自限性疾病；重型较少见，占急性胰腺炎的 10%～15%，病情重，并发症很多，病死率达 20%～30%，是目前外科急腹症中最为棘手的疾病之一。由于急性胰腺炎的发病机制及其病因还未彻底弄清，因此在治疗方法上还存在许多不足之处。虽然，急性胰腺炎的发病原因很多，但不管其发病原因如何，其临床过程基本相似，故临床上将不同原因引起的急性胰腺炎看作一个疾病，但处理有所不同。

【病因】

急性胰腺炎的发病因素虽然很多，但是，根据大量资料表明，急性胰腺炎主要由乙醇和胆石引起，在西方国家乙醇性因素所占的比例高于胆石因素，前者约占 60%，后者约占 25%。

【临床表现】

1. 腹痛　急性腹痛是急性胰腺炎的主要症状，多数为突然发病，95%以上患者表现为剧烈腹痛，非一般止痛药能缓解。腹痛的位置与病变的部位有关。如主要病变在胰体、尾部，则腹痛以上腹部偏左为主，并向左肩部放射；若病变在胰头部，或为胆源性胰腺炎，则以右上腹痛为主，并向右肩部放射；若病变累及全胰，则腹痛为上腹部呈带状疼痛，并向背部放射。由于胰腺病变 2/3 以上都在体尾部，因此左上腹部的疼痛一般认为是胰腺炎的特点。

2. 腹胀 轻度腹胀为常见而出现较早的症状，但大多数患者腹胀与腹痛同时存在。腹胀一般都很严重，少数患者腹胀的困扰超过腹痛。腹胀主要因胰腺炎渗出物产生炎性反应，造成肠麻痹而致。

3. 恶心、呕吐 是急性胰腺炎的临床特征，与腹痛合称为急性胰腺的三大症状。一般在发病之初即可出现较频繁的恶心、呕吐，以后逐渐减少，其特点是呕吐后不能使腹痛缓解。

4. 消化道出血 在少数急性胰腺炎患者中，可有呕血或便血，或呕吐物及大便中有隐血。

5. 发热 腹痛伴有发热亦是本病特点之一。在急性胰腺炎的早期，只有中度发热，约为 38 ℃。早期发热并非由于感染所致，而是组织损伤的产物所引起的肌体反应。当胆源性胰腺炎并有胆道梗阻者，可有高热、寒战，但应注意区分此乃胆道感染所致。胰腺坏死有感染时，高热为主要症状之一，体温在 38.5 ℃以上。

6. 黄疸 由胰头部水肿压迫胆总管引起，但大多数情况下是由于伴发胆总管结石和胆道感染而产生的。

7. 休克 休克出现于急性坏死性胰腺炎早期，主要为已激活的酶对全身的影响。腹痛伴有休克也是急性坏死性胰腺炎的特点之一。

【诊断和辅助检查】

1. 体格检查 急性水肿性胰腺炎患者中，一般患者仅有腹痛，没有严重休克表现。腹部检查有轻度腹胀，上腹部正中偏左有压痛，无肿块无腹膜炎体征，两侧腰背部皆无触痛或叩痛。

急性坏死性胰腺炎患者早期有程度不同的休克症状，心动过速，血压下降，腹部出现腹膜炎体征，根据坏死的范围及感染的程度，腹膜炎可局限于上腹部，或延及全腹部。当两侧肾区有积液时，则两侧腰背部特别左侧腰背部多有饱满及触痛。有明显的肠胀气，肠鸣音减弱。大多数患者有移动性浊音，少数患者有黄疸出现，可以是胆结石在胆总管下端嵌顿引起，亦可能是胰头肿胀压迫胆总管下端所致。前者黄疸较重，后者较轻。左侧胸腔经常有反应性渗出液。

坏死有继发感染时，体温升高超过 38.5 ℃。后期可有腰部水肿，皮肤呈片状青紫色改变，称为卡伦征，这种皮肤青紫色改变是胰腺渗液外溢至皮下组织间隙，溶解皮下脂肪，使毛细血管破裂出血所致。

2. 实验室检查

（1）淀粉酶　血尿淀粉酶测定是诊断急性胰腺炎的主要手段之一。血清淀粉酶在发病 2 h 后开始升高，24 h 达高峰，可持续 4～5 d。尿淀粉酶在急性胰腺炎发作 24 h 后开始上升，且下降缓慢，可持续 1～2 周。血尿淀粉酶升高，一般作为诊断急性胰腺炎的重要指标。

（2）其他胰酶　急性胰腺炎时，除淀粉酶升高以外，其他胰酶亦可升高，最常用于诊断的是血清脂肪酶测定，并常与淀粉酶同时测定。不过，血清脂肪酶测定较复杂，结果不及时，故通常并不作为常规化验指标。其他的胰酶如胰蛋白酶、弹力蛋白酶、磷脂酶 Ag 等，在急性胰腺炎时也呈升高，不过这些酶的测定当前仍处于实验阶段。

（3）血清钙　急性胰腺炎时，血清钙水平降低多发生在发病后 2～5 d，其下降程度与预后有密切关系。急性胰腺炎时，低钙血症发生的机制尚不完全清楚，一般认为血钙降低与脂肪组织坏死和组织内钙皂的形成有关。若血钙水平明显降低，如低于 2.0 mmol/L（8 mg/dL）预示病情严重。

（4）血糖　早期升高，为肾上腺皮质激素的应激反应、胰高血糖素的代偿性分泌所致，一般为轻度升高。后期则为胰岛破坏、胰岛素分泌不足所致。若在长期禁食情况下血糖仍超过 11.0 mmol/L（200 mg/dL）则反映胰腺广泛坏死，预后不良。

（5）动脉血气分析　在急性胰腺炎治疗过程中，血气分析是非常重要的指标，需要做动态观察，因为它一方面可反映肌体的酸碱平衡失调与电解质紊乱，另一方面也可以诊断早期呼吸功能不全。当 PaO_2 下降到 8kPa（60mmHg）以下，则应考虑成人呼吸窘迫综合征。

3. 影像学诊断

（1）B 型超声检查　这是急性胰腺炎诊断的首选检查，常可显示胰腺弥漫性肿大，轮廓呈弧形膨出。水肿病变时，胰内为均匀的低回声分布；有出血坏死时，可出现粗大的强回声。B 超检查简单、易行、无损伤、价格低，具有初步诊断能力，故 B 超检查列为首选。但是 B 超检查诊断最怕气体干扰，而急性胰腺炎时肠腔胀气几乎是恒定的，因此 B 超检查对急性胰腺炎尚有一定诊断价值，对急性坏死性胰腺炎则不能作为诊断依据，对假性囊肿形成的诊断有很大帮助，但对急性坏死性胰腺炎的胰腺脓肿则诊断价值差，因胰腺脓肿内容物为感染的部分液化的坏死组织及稠厚的渗液及脓液，B 超检查不易分辨。

（2）CT　CT 检查引入急性胰腺炎的诊断领域是近年来急性坏死性胰腺炎疗效有所提

高的重要基础。急性水肿性胰腺炎时，胰腺弥漫增大、密度不均、边界变模糊；出血坏死型于肿大胰腺内出现皂泡状的密度减低区，此密度减低区与周围胰腺实质的对比在增强后更为明显，故而，一定要采用增强 CT 才能对胰腺坏死作出正确诊断。另外，针对胰外侵犯 CT 也能对其范围作出正确诊断。在小网膜囊内、脾胰肾间隙、肾前后间隙等部位都可见胰外侵犯。CT 扫描不仅能用于手术前诊断，且已发展到连续动态观察。在治疗过程中重复施行，能及时了解胰腺实质坏死的范围、胰外侵犯、胰腺脓肿形成的情况，可作为决定再次手术的重要依据。

【治疗】

急性胰腺炎虽然是一个疾病，但由于它的病因、病程极其复杂，实际上它包含多个不同的疾病实体，总的基础虽然相同，但每个实体又有它的独立的特殊性。若采用统一的方法去治疗，必然得不到好的效果。换言之，一定要按照不同的病因、不同的病期制定符合各自特点的治疗方案才能收到预期的疗效。具体而言，在制定治疗方案时，首先要区分急性水肿性胰腺炎及急性坏死性胰腺炎；其次在急性坏死性胰腺炎中还要区分急性胆源性胰腺炎及非胆源性胰腺炎。在胆源性胰腺炎中要区分胆道梗阻型及非梗阻型。胆道梗阻型患者要做急诊手术，以解除胆道梗阻并引流小网膜腔；对非梗阻型患者先做非手术治疗，待胰腺炎症状消除后再做胆道手术。在非胆源性胰腺炎中，则要区分坏死组织已感染及未感染。未感染者与急性水肿性胰腺炎相同，首先使胰腺处于“休息”状态，减少对胰腺的刺激，抑制胰酶分泌，控制胰腺炎症的发展，同时加强支持疗法，纠正水、电解质紊乱。大部分患者可获痊愈，少数患者出现胰腺包块，此包块可以吸收，也可以发生感染。若发生感染则应做后期引流手术。对于坏死组织已感染者，则应做手术治疗，至于手术时间选择，应先做加强监护治疗，观察 12 h，若治疗反应不佳，病情恶化则及时手术治疗。

第十八节　胰腺囊腺瘤和囊腺癌

【概述】

胰腺囊腺瘤和囊腺癌是一少见肿瘤，关于胰腺囊腺瘤和囊腺癌的组织学起源，虽有起源于胰腺导管上皮、胰腺腺泡细胞、内分泌腺细胞和基质细胞等学说，但到目前仍不能确定。胰腺囊腺瘤分为浆液性囊腺瘤（小囊肿）、黏液性囊腺瘤和囊腺癌（大囊肿）3 种类型。

【临床表现】

1. 腹部疼痛　为常见症状，由于囊腔内压力增高。囊腔内出血或囊肿压迫邻近脏器，约有 2/3 的患者有腹痛，最初仅感上腹部闷胀不适，进食后加重，腹痛多呈持续性隐痛或胀痛，常引起肩背部酸胀不适。

2. 腹部肿块　最初就诊者多为偶然发现的腹部肿块。肿块可位于上腹部的不同位置，多数位于左上腹部，包块大小很不一致，但一般都很大，呈圆形、椭圆形或分叶状，表面光滑，质地偏硬，有弹性感，无压痛或轻压痛，肿块多数可以推动。约 80%的胰腺囊性肿瘤体格检查时可扪及腹部包块。

3. 胆道系统症状　本病有 10%～15%的患者合并胆石症，出现反复发作性右上腹部疼痛。综合国内外资料，胰腺囊腺瘤患者胆囊炎、胆石症的发病率比一般人高 3 倍，位于胰头部的囊腺瘤可以压迫胆总管下端，发生阻塞性黄疸。

4. 糖尿病　当囊腺瘤病变广泛，胰腺组织受损范围大，可导致胰岛细胞功能减低，约 10%的囊腺瘤患者发生糖尿病。

5. 其他　位于胰体尾部的囊性肿瘤，可压迫脾静脉，导致左半区门静脉高压，出现脾大、腹水和食管静脉曲张。部分患者肿瘤巨大，常压迫周围脏器（如胃、横结肠）。

【辅助检查】

1. 实验室检查　一般生化检查对诊断无帮助。在 B 超或 CT 引导下行囊肿穿刺抽取囊液进行酶、黏稠度、肿瘤标记物以及细胞学检测和分析，有助于恶性肿瘤的诊断。

（1）胰淀粉酶测定　由于大多数囊腺瘤与胰管不相通，囊内液淀粉酶测定是正常的，用以鉴别胰腺假腺囊肿。

（2）囊内液细胞学检查　当在涂片上观察到富有糖原的浆液或黏液细胞时，对囊腺瘤的诊断有很高的特异性。

（3）囊液相对黏度测定　当囊内液的黏稠度大于正常血清黏度时，可以诊断为黏液性肿瘤。

（4）癌胚抗原　胰腺囊腺瘤患者的血清癌胚抗原常在正常范围内，而胰腺囊腺瘤囊壁的柱状上皮细胞分泌富有癌胚抗原的黏液，黏液性囊腺瘤和囊腺癌患者的囊内液癌胚抗原测定可明显升高，其值>26μg/L。在假性囊肿或浆液性囊肿中则含量很低。因此胰腺囊性肿瘤的囊内液癌胚抗原的检测可作为测定肿瘤的指标。

2. 影像学检查

（1）B 型超声　可显示病变的部位、形态、范围大小及与周围脏器的关系，其主要表现为病变部位见液性暗区，界限清楚，囊壁光滑，与周围胰腺组织有明显的界线。

（2）CT 和磁共振成像（MRI）检查　可显示肿瘤的来源、部位、形状、大小和受侵范围。浆液性囊腺瘤 CT 平扫肿块表现为分叶状，与周围胰腺组织界限欠清楚。

（3）X 线检查　略。

（4）内镜逆行胰胆管造影（ERCP）检查　可见主胰管受压移位或扭曲伴不同程度扩张，部分患者的胰管表现为狭窄或阻塞，但囊性肿瘤与胰管一般都不相通。

（5）术中病理检查　活检时多点多次取材可以避免误诊。

【治疗】

由于胰腺囊腺瘤有较高恶变率，术前定性很困难，囊腺癌的恶性程度一般较实体癌低，但对化疗和放疗都不敏感，因此手术是唯一的治疗方法。彻底切除肿瘤可获长期生存。

1. 手术原则

（1）对无症状的浆液性囊腺瘤，部分学者认为可以暂时不手术，但术前对这类肿瘤不能准确定性，除年龄很大、身体状况特差外，通常也应该手术切除。

（2）在治疗中除了晚期广泛转移和重要脏器受累行旁路手术外，均应尽力切除。

（3）胰腺囊性肿瘤应完整切除。

（4）任何肿瘤部分切除或行引流手术都是不恰当的。

2. 手术方法　根据病变部位、性质和受侵范围可以采用肿瘤切除，胰体尾加脾切除、胰头部囊腺瘤或癌可行胰十二指肠或全胰切除等术式。

第十九节　胰腺癌

【概述】

胰腺癌包括胰头癌和胰体尾部癌，前者在临床常与壶腹部癌和胆总管下段癌难以区别，过去统称壶腹部周围癌。胰腺癌 70%~80%发生于胰头部，胰体尾部约占 25%，全胰癌少见，约占 5%。发病率较低占全身癌肿的 1%~4%。在消化道恶性肿瘤中仅次于胃癌、食管癌、肝癌、结直肠癌而居第 5 位。

【临床表现】

胰腺癌表现很不一致。首发症状上腹饱胀不适，痛性不一，如隐痛、钝痛或胀痛，并随进食而加重。伴有食欲不振、全身乏力、厌食怕油；大便渐变灰白，小便越来越浓呈酱色。由于食欲减退，体重减轻，呈渐进性消瘦。临床归纳特点：胰头、壶腹部癌的六大症状为腹胀痛、厌食厌油、恶心呕吐、全身乏力、进行性黄疸和体重减轻。胰体尾部癌则有无明显诱因的持续性腹痛、腰背痛，食欲不振而消瘦，恶心呕吐，大便习惯性改变四大主症状。其实随着黄疸进行性加深和上腹胀痛转为剧烈疼痛，已代表癌进入中晚期。

【诊断】

胰腺癌的早期诊断困难，一经发现已属晚期。发现后手术切除率低，为 1.5%~25%，切除后 5 年生存率更低，小于 10%，预后差。因此普查筛选可疑患者是发现直径小于 2 cm 的小胰腺癌的可靠方法。警惕：大于 50 岁，有上腹不适、食欲不振、恶心呕吐甚或腰背痛者，应进行 X 线、B 超或 CT 检查，而 B 超是首选检查方法。

【辅助检查】

1. 实验室检查　胆红素、血清碱性磷酸酶、转氨酶、淀粉酶和血糖等均升高，多无特异。稍有特异者采用放射免疫分析法，检测存在于血、尿或胰液中的胰癌特异性抗原标记物。如癌胚抗原>2.5 μg/L，70%为胰癌；胰癌胚抗原>18.6 mg/L，80%为胰癌；血糖抗原（CA19-9）>37 U/mL，诊断胰腺癌阳性率为 80%~90%。多数值也只能作为探索参考。目前趋向于联合检测，以提高阳性率和特异性。

2. 影像学检查

（1）X 线检查　常规钡餐诊断价值有限，仅能了解胃、十二指肠受压移位方向。采用十二指肠低张造影，可提高诊断率。

（2）B 超检查　显示肝外胆管扩张，胰腺增大、低回声区和门静脉受压，诊断率>80%。

（3）CT 检查　诊断率高于 B 超。Fitzgerald 等报道诊断胰腺癌阳性率为 94%，可发现直径<1 cm 的小肿瘤。较大肿瘤可精确确定病变部位和范围，并发现腹膜后转移、肝转移及癌肿浸润状况。对病灶实质，有更清晰的精密度。

B 超和 CT 引导下的经皮细针穿刺肿瘤组织细胞活检、ERCP 的组织活检和经股动脉插管腹腔动脉或肠系膜动脉选择性造影，或可弥补上述检查之不足。最后还有赖手术探查病理活检或术时的细针穿刺的细胞活检。

【治疗】

手术为主，辅以化疗、免疫和支持疗法，目的是延长患者生存期，提高 5 年存活率及术后生活质量。

1. 姑息性手术　对发生胆道梗阻和胃肠道梗阻的晚期患者，进行胆囊和/或胆总管空肠鲁氏 Y 形吻合术外加胃空肠吻合术。

2. 根治性手术

（1）胰头十二指肠切除术。1935 年由 Whippie 首创，切除范围含胰头部分、胃及胆总管下 1/3、全部十二指肠和空肠上端部分，采取消化道重建循序为胰、胆总管、胃和空肠的吻合。

（2）胰体尾部+脾切除术。

（3）全胰十二指肠切除术，切除范围为胰全切。

3. 扩大根治术　20 世纪 70 年代初，Fortner 提出区域性胰腺全或次全切除术。切除范围含 95%~100%胰腺及其周围软组织和淋巴结、门静脉、肝门以下胆道、全部十二指肠、部分空肠、部分胃及全部大网膜。并清扫肝门、腹腔动脉、肠系膜上动脉和下腔静脉周围的淋巴结。因此需要做血管移植和/或胰腺移植，手术复杂，创伤巨大。

第二十节　胰高血糖素瘤

【概述】

胰高血糖素瘤是胰岛 A 细胞肿瘤，肿瘤细胞分泌过量的胰高血糖素，胰高血糖素瘤的发病率不甚清楚，国内迄今仅有少数病例报道，国外资料中也没有较大宗的病例，故本病是一种罕见性疾病。患者年龄为 20~73 岁，平均 52 岁，男女之比为 1∶2 或 1∶3，女性患者中大多数为绝经期妇女。有的患者可伴有多发性内分泌腺病综合征 I 型。因此，对患者及其家庭成员都应仔细检查，了解是否存在其他内分泌肿瘤。

【临床表现】

1. 移行性坏死溶解性皮炎　这是本病最显著的特征性临床改变，约 68%的患者出现这种皮炎。开始时主要表现为区域性红斑，或为脱屑性红色斑丘疹，皮损常呈环形或弧形；接着这些红斑呈环行或匐行向周围扩展，并相互融合；红斑向表面隆起，其中央出现大疱；继之这些大疱糜烂、坏死、结痂，发展为坏死溶解性大疱状斑丘疹。这些皮损一般在2~3周内愈合，愈合处有色素沉着。整个病变过程呈慢性、复发性和迁徙性发展。皮肤病变最初多从易受损伤的部位和在嘴、阴道、肛门周围的皮肤开始，最终可累及躯干、臀部、大腿、手臂和脸面部。

2. 糖尿病　胰高血糖素瘤最常见的临床表现是一定程度的糖尿病，其发生率为83%。由本病引起的糖尿病程度都很轻，很少需要用胰岛素治疗，也不会发生与糖尿病相关的并发症。

3. 贫血、体重减轻　约85%的患者有贫血，它属于正色素性和正细胞性的贫血，故较容易诊断，66%的患者会出现体重减轻，其原因包括：过度的脂肪分解和糖异生，包括肌肉和内脏蛋白质储存在内的氨基酸池减少等。患者的体重减轻十分明显，平均可达14kg。

4. 口炎、舌炎和外阴阴道炎　有34%的患者会发生口炎和舌炎，有的患者还有疼痛性口周炎，或者出现真菌性双重感染。约12%的患者有慢性外阴阴道炎。

5. 血栓栓塞　血栓栓塞也是胰高血糖素瘤患者常见的临床表现，发生率为30%左右，而且常常有致命性危险。常见的为深静脉血栓形成和肺栓塞。发生血栓栓塞的原因还不清楚，也未发现患者有凝血功能的缺陷。

6. 腹泻　有15%~50%的患者可有腹泻症状，其原因也不很清楚。像其他功能性内分泌肿瘤一样，胰高血糖素瘤也能分泌甚至过度分泌其他肽类物质，其中某些肽类可引起小肠高功能状态，从而导致腹泻。

7. 遗传倾向　胰高血糖素瘤与自身免疫性多内分泌腺病综合征Ⅰ型可能有一定相关性，故对患者及其家庭成员都应检查是否存在其他内分泌疾病。

【诊断】

根据典型的移行性坏死溶解性红斑的特异性皮肤损害，加上较常见的糖尿病、贫血和体重下降等体征，医生易想到本病，只要仔细询问病史，进行全面的体格检查，结合实验室和影像学资料，诊断多无困难。

【辅助检查】

1. 化验检查　出现低氨基酸血症，血糖升高或葡萄糖耐量下降，正细胞正色素性贫血，血沉增快，血清锌水平显著下降等。

2. 血浆胰高血糖素测定　高胰高血糖素血症是本病的特征性诊断依据，对诊断与鉴别诊断都很重要。

（1）正常人血浆胰高血糖素值为 25～250 pg/mL，胰高血糖素瘤患者则常在 1 000pg/mL 以上；其他原因如肾衰竭、肝硬化或肝衰竭、极度的应激反应等也可导致高胰高血糖素血症，但均不超过 500 pg/mL。Leichter 报道一组胰高血糖素瘤患者的血浆胰高血糖素水平为（2 110±334）pg/mL，并且与前组患者无重叠现象。

（2）促胰液素激发试验：对于诊断难以确定的患者，可注射促胰液素来激发胰岛 A 细胞的分泌。在注射药物后，胰高血糖素瘤患者的血浆胰高血糖素水平有非常显著的升高，而非胰高血糖素患者则无此反应。但这种反应也见于原发性或继发性的胰岛 A 细胞增生，此时应结合临床表现，全面分析鉴别。

3. 对外源性胰高血糖素的反应　正常人在静脉注射 0. 25～0. 5 mg 胰高血糖素后，血浆胰岛素下降，血糖浓度明显升高；而胰高血糖素瘤患者则无此种反应，其血糖浓度较注药前略有升高或无变化。这是因为胰高血糖素瘤患者长期血浆中内源性胰高血糖素增高，故对外源性胰高血糖素不敏感，因此注药后血糖浓度反应迟钝。

4. 皮肤活检　取典型的皮肤损害的边缘部分皮肤做活检，可见在生发层和角质层之间的棘细胞层有溶解，真皮质正常。

5. 定位检查　由于胰高血糖素瘤通常体积较大、呈实质性肿块和具有丰富的血液供应，较其他胰腺内分泌肿瘤容易做出定位诊断。B 超检查无创伤、无痛苦，可诊断胰的原发病灶和有无转移，必要时可反复对比检查，且较经济。CT 检查对胰高血糖素瘤有很高的准确性和敏感性。由于约 92%胰高血糖素瘤是高度血管化的肿瘤，故对 B 超和 CT 检查未能发现肿瘤灶的患者，应行选择性或超选择性腹腔动脉造影检查，其诊断率可达 80%。经皮肝穿刺门静脉系置管取血检查对本病的确诊和定位都有重要意义，但对多数患者似无必要；而且由于胰高血糖素瘤常常是发作性分泌胰高血糖素，故有时也会出现取样误差，影响结果的分析和判断。

【治疗】

1. 手术治疗　外科手术是目前治疗本病的首选方法，确定诊断后应及时采用手术治疗，切除肿瘤；有怀疑者也应手术探查。手术原则：如果瘤体小而孤立，可采用肿瘤剜出术；对于瘤体较大、癌瘤及少数多个瘤灶者，则须行胰腺切除术；由于大多数胰高血糖素瘤位于胰体、尾部，故通常采用远侧半胰切除即能满足手术要求，必要时行胰腺次全切除也优于全胰切除。肿瘤切除后病情可迅速得到改善，皮肤损害消失或明显减轻，术后 2～3 周可恢复正常；血浆氨基酸水平升高；糖尿病或糖耐量减低也得以痊愈。对于瘤体很大，或恶性有转移的患者，也不应放弃根治性手术或减重手术。因为胰高血糖素瘤增长很慢，有报道癌瘤已经转移，行手术切除后仍可生存 10 年。

对于已经发生肝转移的患者，除了行肝叶或肝段切除外，部分难以切除的患者，也可以行肝动脉栓塞，因为恶性胰高血糖素瘤的肝脏转移灶主要由肝动脉供血。据报道栓塞后瘤体缩小可达 50%。也有报道在栓塞时还经动脉注射化疗药物链佐星，可增强栓塞的效果。

2. 药物治疗

（1）围手术期处理　术前应给予充分的营养，以改善患者的代谢状态。奥曲肽 150μg，皮下注射，3 次/天，可显著降低外周血的胰高血糖素水平，并使全胃肠外营养的效果更好。围手术期给予一定剂量的肝素，有助于防止血栓形成。

（2）全身化疗：链佐星的效果较好，有效率为 33%，单独应用多柔比星（阿霉素）的有效率为 20%，如果 2 种药物联合应用，有可能提高疗效。奥曲肽对本病有较好疗效，据报道它能明显降低血中胰高血糖素水平、缓解患者的症状，并且对皮肤损害也有显著的治疗作用。但奥曲肽对肿瘤生长似乎并无抑制作用。

第二十一节　脾动脉瘤

【概述】

脾动脉瘤是最常见的内脏动脉瘤，约占内脏动脉瘤的 50%。病因多为动脉粥样硬化、肝硬化门静脉高压、脾动脉瘤先天发育异常、外伤、多次妊娠等。

【临床表现】

临床表现各异，未破裂时症状均不典型，多于体检、手术或尸检中发现。破裂时多表现为急性失血性休克。

1. 脾动脉瘤未破裂　腹痛最多见，常为慢性非特异性，左季肋区居多，或呈不适感。瘤体稍大时常有左肩或左背部放射痛（科尔征），压迫腹腔神经丛或刺激胃后壁常引起间歇性恶心、呕吐、嗳气、厌食等。查体左季肋区有或无肿块，上腹区或左上腹可闻及血管杂音。合并门静脉高压症时可能触及肿大的脾脏。约 11%有皮肤瘀斑。因肾动静脉瘘引起的食管下端静脉曲张破裂出血或脾动脉瘤破入胃腔可致上消化道大出血。

2. 桡动脉瘤破裂　表现为突发的急性腹痛，伴低血压或低血压休克表现。上腹痛可放散至背部或肩部，伴明显恶心、呕吐。破入胃肠道（如胃、胰管、结肠等）可有消化道出血表现。体检可见腹肌紧张、压痛明显，严重者呈弥漫性腹膜炎。须警惕脾动脉瘤破裂时的“二次破裂”，见于约 20% 的患者中，即突发急性腹痛和随之而来的低血压，经输液、给予升压药物等处置后可快速恢复，但通常 48 h 内再次突发心血管系统功能衰竭，概因第 1 次出血时破入小网膜囊，而后又经文氏孔再次破入腹腔，引起多器官系统功能衰竭。

【诊断及辅助检查】

1. 血管造影　血管造影是目前诊断脾动脉瘤最有力的方法，并且可同时行脾动脉栓塞治疗。数字减影血管造影亦为良好诊断方法。

2. CT 检查　是无创性检查中对脾动脉瘤敏感性较高的检查手段，三维动脉 CT 成像更可显示病变立体改变。

3. MR　利用其“血管流空效应”可协助诊断血管瘤，并判断门静脉及内脏静脉内血流情况，尤其适用于严重凝血病患者。

4. 腹部超声　B 超对脾动脉瘤诊断阳性率不及 CT 及 MRI，但可作为监测手段。脉冲波多普勒超声、彩色多普勒超声阳性率较高。

5. X 线检查　脾动脉瘤钙化发生率在有关报道中达 50%～70%，腹部平片可有明显钙化表现，如碎壳鸡蛋征。但左上腹钙化影应注意鉴别，如扭曲型脾动脉或肾动脉，胰腺、肾、肾上腺、脾的囊肿钙化灶，包茎囊肿，钙化淋巴结，肾结核灶等。

【治疗】

1. 手术适应证　手术是根治性手段，在以下情况时应积极考虑：

（1）有症状的脾动脉瘤。

（2）无症状或症状不明显，但瘤体逐渐增大者。

（3）瘤体直径≥20 cm 者。

（4）患脾动脉瘤女性欲妊娠或已妊娠者。

（5）明确诊断的脾动脉瘤，直径<20 cm，但全身状况良好，欲求根治者。对直径<20 cm 的脾动脉瘤是否需要手术治疗尚存有争议，随访病情、定期复查至关重要。

2. 外科治疗方式

（1）开腹手术　手术方式取决于病情、局部条件等。

1）脾动脉瘤、脾一并切除或合并胰体尾切除：适用于瘤体靠近脾门无法单纯切除或单纯瘤体切除可能损伤部分或全脾血供者；多发性脾动脉瘤；脾动脉瘤破裂后，急诊手术亦多采用此法，以求确切止血。

2）单纯脾动脉瘤切除术：适用于单发、瘤体远离脾门且易于游离者。

3）单纯脾动脉瘤结扎术：适用于脾动脉瘤体与脾静脉、胰腺关系密切或位置深在难以完全剥离者。

4）瘤体切除、脾动脉对端吻合术和瘤体切除、自体血管脾动脉重建术：条件许可时可考虑。以上手术均保留脾脏。

5）其他复杂情况：脾动脉破入脾静脉形成脾动静脉瘘，造成肠系膜缺血综合征或门静脉高压症食管下端静脉破裂出血，积极处理原发病至关重要；脾动脉瘤破入胃、结肠时，手术应同时处理继发病变，行胃、结肠部分切除；破入胰腺及主胰管者可合并切除部分胰腺；急慢性胰腺炎时还应同时处理胰腺病变；肝移植术中发现的脾动脉瘤应同时切除。

（2）动脉栓塞　大量临床报道证实动脉栓塞是择期处理脾动脉瘤的有效方法，成功率达 85%，尤其适用于无法耐受手术或高危患者。但亦存在一些并发症，如栓塞物移入脾脏造成脾梗死及脾脓肿形成等。栓塞术后仍有一定复发率。一次栓塞效果不理想时，可采用分期栓塞术，需 2~4 次方可完成全部栓塞。单纯瘤体内栓塞或诱发血栓形成亦有应用。栓塞物多为吸收性明胶海绵、导丝螺圈、球囊等。

（3）腹腔镜手术　具有微创、恢复快等优点，已有采用腹腔镜手术结扎脾动脉瘤及脾脏切除的报道。

第二十二节　门静脉高压症

【概述】

门静脉正常压力为 13~24 毫米汞柱。如因肝内外病变，使门静脉的血回流受阻而发生淤滞，则引起压力增高，常超过 30 毫米汞柱，在临床上表现为脾大、脾功能亢进、食管胃底静脉曲张、呕血、黑便和腹水等，称为门静脉高压症。

【临床表现】

门静脉高压症多见于中年男性，有肝炎或血吸虫病疫水接触史。

1. 脾大　脾功能亢进脾大的程度不一，早期质软、活动，晚期硬而活动度小，常伴脾功能亢进，表现为白细胞、红细胞、血小板减少，或三者均减少。

2. 呕血（或黑便）　出血量大、急且不易自止；大出血引起肝组织严重缺氧，容易导致肝性脑病。

3. 腹水　约 1/3 患者有腹水。大出血后常引起或加剧腹水的形成。此外，部分患者还有肝大、黄疸和前腹壁静脉曲张等体征。

【诊断】

根据病史和临床表现，一般诊断并不困难。但由于个体反应的差异和病程不同，3 个主要临床表现，有时仅出现一两个方面。辅助检查有助于诊断。

【辅助检查】

1. 实验室检查

（1）血象　脾功能亢进时，血细胞计数减少，以白细胞和血小板减少为最明显。

（2）肝功能　血浆清蛋白降低，球蛋白升高，清，球蛋白比例倒置，血清转氨酶升高和凝血酶原时间延长等。肝炎后肝硬化的肝功能损害，远较血吸虫病性肝硬化明显。

2. 影像学检查

（1）X 线　钡餐造影可确定有无食管胃底静脉曲张，并可排除胃十二指肠溃疡和胃癌。但大出血时临床上禁忌钡餐检查。

（2）B 超　可测得肝脾肿大的程度，有无肝硬化、门静脉和脾静脉扩张等情况，必要时可在 B 超引导下行肝穿刺活检。因门脉系统管径与门脉压力呈正相关，若门脉主干管径 >1.4 cm 和脾静脉管径>1.0 cm，基本上可认定存在门静脉高压症。

（3）CT、MRI 和肝血管造影　有助于了解肝脏病变程度及门静脉等血管情况。

（4）内镜检查　行纤维食管镜或胃镜检查，了解食管及胃底静脉曲张的范围和程度。急诊内镜检查对呕血患者出血部位定位、鉴别出血原因等很有帮助。

【治疗】

目前，门静脉高压症的治疗已进入了一个内外科联合治疗的时代。治疗方法因病因不同而异。多数学者认为，对于有食管胃底静脉曲张但没有出血的患者，不宜行“预防性手术”；外科治疗的主要目的是针对食管胃底曲张静脉破裂大出血、脾大与脾功能亢进及顽固性腹水进行治疗。

1. 出血期治疗　对由于门静脉高压症引起的食管和胃底静脉曲张破裂的大出血，肝性脑病应视肝功能的情况来决定处理方法。对肝功能差的患者（有黄疸、严重腹水或处于肝性脑病前期者），应积极采用非手术治疗止血，这类患者不能耐受大手术，手术后常发生肝功能衰竭而致死亡；对于肝功能较好的患者，则应积极采取手术治疗，等待观察只会导致肝性脑病的发生。

（1）非手术治疗

1）一般处理　卧床休息、平卧位并将下肢抬高，保持安静；保持呼吸道通畅，必要时吸氧；严密观察血压、脉搏、中心静脉压和尿量的变化。

2）补充血容量　快速建立静脉通道。用大号针进行静脉输液，或经锁骨下静脉插管，供输液与测量中心静脉压用。

3）药物治疗：

A. 降低门静脉压药物：通过减少门静脉支血流和肝内门静脉血管阻力而达到降低门静脉压力的目的，常用药物有垂体加压素、生长抑素。

B. 止血药：静脉滴注，可用维生素 K。氨甲苯酸（抗血纤溶芳酸）、酚磺乙胺、氨基己酸和巴曲酶等。局部用药，包括去甲肾上腺素溶液、孟氏液、凝血酶、云南白药、白及、三七、冷（或冰）盐水等，口服或注入胃腔，促使血管收缩和血液凝固。

4）三腔气囊管压迫止血：

使用三腔管止血应加强护理与严密观察：①患者应侧卧达到止血目的。或头部侧转，便于吐出唾液，经常用导管吸除咽喉分泌物，防止吸入性肺炎；②三腔管气囊应维持稳定，防止滑出，堵塞上呼吸道，引起窒息；③三腔管放置时间不宜持续超过 3 d。

5）经内镜止血：

A. 食管静脉硬化剂注射。

B. 机械止血，如橡皮圈套扎曲张静脉等。

C. 药物表面喷洒，如去甲肾上腺素。

D. 物理止血，如激光、电凝、液氯冷冻素凝血酶、孟氏液等。

6）介入疗法：

A. 经皮经肝穿刺胃冠状静脉栓塞术。

B. 经颈内静脉肝内门体分流术。

（2）手术治疗　对非手术治疗无法控制出血的患者，应进行积极的手术治疗，以免失去抢救机会。急诊手术应以操作简单、创伤小、近期止血效果可靠为主，适当考虑远期疗效。

2. 非出血期治疗 非出血期是指患者有门静脉高压食管和/或胃底静脉曲张存在，但尚未首发大出血者；任何一次出血之后病情相对稳定者；急诊、择期或预防性手术后未再出血者。

（1）非手术治疗

1）药物治疗：加压素及其衍生物（三甘氨酰赖氨酸加压素）、生长抑素及其类似物，如奥曲肽和β受体阻滞药（如普萘洛尔、阿替洛尔等）。

2）硬化剂注射疗法：可从不同平面阻断食管曲张静脉，与手术相比，操作简单、损伤少、可重复进行，不减少肝脏的门静脉血灌注量，但其疗效不一。

3）介入疗法，如经皮经肝穿刺胃冠状静脉栓塞术、经颈内静脉肝内门体分流术。

（2）手术治疗 手术是预防再出血和肝性脑病的有效措施。手术方法很多，有脾切除术、门体分流术和门奇断流术。随着肝移植术的改进，肝移植治疗门静脉高压症的患者也在增多。

第二十三节 布-加综合征

【概述】

布-加综合征是由于肝静脉和/或其开口以及肝段下腔静脉阻塞病变所引起的门静脉高压症，伴有或不伴有下腔静脉高压。

【病因】

其病因还不很清楚，研究表明与下列因素有关：

（1）血液高凝状态所致的肝静脉血栓形成。

（2）肝静脉或肝段下腔静脉受肿瘤压迫或侵犯，如肝癌、肾癌等。

（3）下腔静脉先天性发育异常，如隔膜形成、狭窄、闭锁等。

【临床表现】

单纯肝静脉血栓形成多数为非急性期的临床表现，如门静脉高压、肝脾大、顽固性腹水、食管静脉曲张破裂出血等。如肝静脉血栓形成急性期，患者有发热，右上腹痛，迅速出现大量腹水、黄疸、少尿、肝衰竭、消化道出血等表现。单纯下腔静脉阻塞的临床表现有胸腹壁及背部浅表静脉曲张以及下肢浅静脉曲张、下肢水肿、下肢皮肤色素沉着和溃疡。如果肝静脉阻塞和下腔静脉阻塞同时存在，则2种临床表现均会出现。

【诊断及辅助检查】

1. 彩色多普勒　对布-加综合征的诊断有较大的帮助，它能探测到肝静脉及下腔静脉的直径、血流、阻塞的部位等情况。

2. 下腔静脉造影及测压　是诊断布-加综合征的主要手段。从股静脉插管，经下腔静脉进入肝静脉开口，注入造影剂（一般用复方泛影葡胺）后能看到肝静脉是否阻塞。若为肝段下腔静脉阻塞，可同时从颈内静脉下行插管，经右心房至下腔静脉，上下同时注入造影剂，可显示阻塞的部位、长度和形状，有助于手术方法的选择。

3. MRI　由于在 MRI 上血流与静止组织存在固有的对比度，使 MRI 成为显示血管开放状态的最佳选择。MRI 可根据肝实质信号强度及其分布判断布-加综合征处于急性期、亚急性期或慢性期。此外还有 CT、放射性核素检查、肝活检。

【治疗】

布-加综合征的有效治疗主要靠手术治疗和介入治疗，两者均以解除肝静脉阻塞和下腔静脉阻塞为目的。

1. 单纯肝静脉阻塞　下腔静脉通畅可行脾肺固定术或门体分流术。

2. 单纯肝段下腔静脉阻塞　肝静脉回流正常可采用下列方法治疗：①球囊导管扩张或置放内支撑架；②不适宜球囊导管扩张的可行经右心房手指破膜扩张术；③上述 2 种方法均无效时可行下腔静脉-右心房人工血管转流术。

3. 肝段下腔静脉阻塞伴肝静脉阻塞　行肠系膜上静脉-右心房人工血管转流术。

第二十四节　肛　瘘

【概述】

肛瘘主要侵犯肛管，很少涉及直肠，是与肛周皮肤相通的感染性通道，内口位于齿线附近，外口位于肛周皮肤上，经久不愈，是肛管直肠疾病中常见病。肛瘘多见于青壮年。

【病因】

肛管直肠周围脓肿有两大类，一类与肛腺及肛瘘有关，称为原发性急性肛腺肌间瘘管性脓肿，简称瘘管性脓肿；一类与肛腺及肛瘘无关，称为急性非肛腺非瘘管性脓肿，简称非瘘管性脓肿。

肛瘘一般为化脓性感染，少数为结核性感染。其他特异性感染如克罗恩病、溃疡性结肠炎更少见。

【病理】

肛瘘有原发性内口、瘘管、支管和继发性外口。内口即感染源的入口，多在肛窦内及其附近，后正中线两侧多见。瘘管有直有弯，可有分支，管壁由纤维组织构成，管内有肉芽组织，故肛瘘经久不愈。外口即脓肿破溃处或切开引流处，多在肛管周围的皮肤外。

【分类】

1. 肛门括约肌间型　多为低位肛瘘，最常见，约占 70%，是肛管周围脓肿的后果。瘘管只穿过肛管内括约肌，外阴常只有 1 个，距肛缘较近，为 3 ~ 5 cm。少数瘘管向上，在直肠环肌和纵肌之间形成盲端或穿入直肠形成高位肛管括约肌间瘘。

2. 经括约肌间型　可为低位或高位肛瘘，约占 25%，为坐骨直肠窝脓肿的后果。瘘管穿过肛管内括约肌、外括约肌浅部和深部之间。外口常有多个，并有支管相互沟通。外口距肛缘较近，约 5 cm。

3. 肛管括约肌上型　为高位肛瘘，约占 5%。因瘘管累及肛管直肠环，故治疗困难，须分期手术才不致肛门失禁。

4. 肛管括约肌外型　最少见，仅约 1%，为骨盆直肠窝脓肿合并坐骨直肠窝脓肿的后果。

临床上简单地将肛瘘分为低位和高位 2 种。①低位肛瘘：瘘管在外括约肌深部以下。低位单纯性肛瘘只有 1 个瘘管，低位复杂性肛瘘有多个瘘口和瘘管。②高位肛瘘：瘘管在外括约肌深部以上。高位单纯性肛瘘只有 1 个瘘管，高位复杂性肛瘘有多个瘘口和瘘管。

【临床表现】

肛瘘常有肛周脓肿自行破溃或切开排脓史，此后伤口经久不愈，成为肛瘘的外口。主要症状是反复自外口流出少量脓液，污染内裤，有时脓液刺激肛周皮肤，有瘙痒感。当外口阻塞或假性愈合，脓液积存时，局部可呈现红肿，并有胀痛，封闭的外口又可再穿破，或在附近穿破形成另一个新外口，如此反复发作，可形成多个外口，相互沟通。若瘘管引流通畅，则局部无疼痛，仅有轻微的发胀感，患者常不介意。

【辅助检查】

1. 检查外口　呈乳头状突起或肉芽组织的隆起，压之有少量脓液流出，低位肛瘘常只有 1 个外口，若瘘管位置较浅，可在皮下扪到一硬索条，自外口通向肛管。高位肛瘘位置较深，不易扪到瘘管，切外口常有多个。

2. 直肠指诊　在内口处有轻微的压痛，少数可扪到硬结及较硬的索状管道。指检不能肯定时可用白湿纱布条填入肛管至直肠下端，由外口注入亚甲蓝（美蓝溶液）1~2 mL，然后抽出纱布条，观察染色情况。探针检查，只在治疗中用，一般不能作为诊断用，防止穿破管壁，形成假内口。

3. X线造影　自瘘管内注入30%~40%的碘油，造影可见瘘管分布，多用于高位肛瘘和蹄铁性肛瘘。

【治疗】

肛瘘不能自愈，必须手术治疗。原则上是将瘘管切开，形成敞开的创面，促使愈合。因瘘管和括约肌关系密切，防止因括约肌损伤而引起术后肛门失禁是手术的关键。因此要确定内口部位及瘘管与括约肌的关系。根据内口位置及瘘管与括约肌关系来选择手术方法，是肛瘘手术的要点。

1. 瘘管切开术　适用于单纯性肛瘘。低位复杂性肛瘘要分两期进行。第一期将复杂性肛瘘所有的皮下支管全部切开，形成以单纯性肛瘘及瘘管切开后的创面。待创面完全愈合后，使之愈合。

2. 挂线疗法　适用于距肛门3~5 cm内，有内外口低位或高位单纯性肛瘘，或作为复杂性肛瘘切开、切除的辅助疗法。

3. 肛瘘切除术　适用于低位单纯性肛瘘。

第二十五节　直肠脱垂

【概述】

直肠脱垂指肛管、直肠，甚至乙状结肠下端向下移位。只有黏膜脱出称为部分性脱垂；直肠全层脱出称完全脱垂。如脱出部分在肛管直肠内称为内脱垂或内套叠；脱出肛门外称外脱垂。

直肠脱垂常见于儿童和老年人。儿童型多在5岁前逐渐消失而自愈。成年型只要产生脱垂的因素存在，脱垂将逐渐加重。长期脱垂将致阴部神经损伤产生失禁。

【分类】

根据脱垂的程度，直肠脱垂分部分性脱垂和完全性脱垂2种。

1. 部分性脱垂（不完全性脱垂）　脱出部仅为直肠下端黏膜，又称黏膜脱垂。脱出长度为 2~3 cm，一般不超过 7 cm，黏膜皱襞呈放射状，脱垂部分为两层黏膜组成。脱垂的黏膜和肛门之间无沟状隙。

2. 完全脱垂　为直肠的全层脱出，严重者直肠、肛管均可翻出至肛门外。脱出的长度超过 10 cm，甚至 20 cm，呈宝塔形，黏膜皱襞呈环状排列，脱垂部分为两层肠壁组成，触之较厚，两层肠壁之间有腹膜间隙。

【临床表现】

患者都有缓慢的发病史。早期仅在排便时有肿块自肛门脱出，便后可自行回缩。随着病情的发展，因肛提肌及肛管括约肌缺乏收缩力，则需用手帮助回复。严重者在咳嗽、喷嚏、用力或行走时也可脱出，且不易回复。如未能及时复位，脱垂肠段可发生水肿、绞窄，甚至坏死的危险。患者常有大便排不尽与肛门下坠、酸胀感，有的可出现下腹胀痛、腰部钝痛、尿频等现象。嵌顿时则疼痛剧烈。

直肠脱垂在未脱出时，如肛管括约肌已发生松弛失禁，则检查时可见肛门口扩大，直接见到发红的直肠黏膜。指检感到肛管括约肌松弛无力，嘱患者用力收缩时，仅略有收缩感。嘱患者下蹲后用力屏气，可使直肠脱出。

【治疗】

1. 一般治疗　幼儿直肠脱垂有自愈的可能，应注意营养，使排便时间缩短，便后立即复位，取仰卧位等。成人也应积极治疗慢性咳嗽、便秘、腹泻及产生腹内高压的疾病，尽量消除产生脱垂的因素。

2. 注射疗法　适用于轻度脱垂，其机制是注射硬化剂在直肠周围，使之产生无菌性炎症，造成粘连，而使直肠与周围组织固定以制止脱垂。但易引起感染，效果不是很好。

3. 手术治疗

（1）肛门环缩术　使肛门缩小，以制止脱垂，但效果有限。

（2）直肠悬吊固定术　目的是加固盆底筋膜，封闭直肠前凹陷，固定直肠、乙状结肠等周围组织。

第二十六节　直肠癌

【概述】

直肠癌是指从齿线到乙状结肠交界处之间的癌，是消化道最常见的恶性肿瘤之一。我国直肠癌发病的中位年龄在45岁左右。青年人发病有增高的趋势。

【病因】

直肠癌确切的病因至今尚未完全清楚，但与下列因素有关：

1. 直肠腺瘤　特别是家族性腺瘤病和绒毛状腺瘤的癌变率高。

2. 局部慢性炎症病变　如慢性溃疡性结肠炎和日本血吸虫病，可因黏膜反复的破坏和修复发展为癌。

3. 膳食　脂肪、肉食与低渣饮食使细菌组成改变，胆酸、胆盐增加，被肠内厌氧菌分解为致癌物，增加致癌作用。

【病理】

1. 大体分型

（1）肿块型　也称菜花型，向腔内生长呈球状或半球状，向四周浸润少，预后较好。

（2）溃疡型　多见，占50%以上。早期可有溃疡，易出血、感染或穿孔，转移较早。

（3）浸润型　癌肿沿肠壁浸润，使肠腔狭窄，因浸润广、转移早而预后差。

2. 组织学分类

（1）腺癌　占75%~85%，癌细胞呈腺管状或腺泡状排列。

（2）黏液癌　占10%~20%，由分泌黏液的细胞组成。

（3）未分化癌　易侵入小淋巴管和血管，癌细胞较小呈圆形或不规则形，预后较差。

（4）其他　如鳞状细胞癌、恶性黑色素瘤，少见。

3. 扩散和转移

（1）直接蔓延　估计癌肿绕肠管1周需1.5~2年。

（2）淋巴转移　是直肠癌转移的主要途径。腹膜反折以上直肠的淋巴引流，若无癌肿阻塞淋巴管道，只向上引流，并无向下和向侧方的淋巴引流。腹膜反折以下直肠的淋巴引流主要仍是向上，但有向侧方的淋巴引流。

（3）血行转移　癌肿的恶性程度越高，由静脉扩散的机会越多。

（4）种植转移　癌肿直接种植在腹膜上少见。

【临床表现】

直肠癌早期病变仅限于黏膜，无明显症状，即使有少量出血肉眼也不易察觉，至癌肿发展为溃疡或感染时才出现症状。

1. 直肠刺激症状　排便不适、排便不尽感，便前肛门下坠感，便意频繁、腹泻、里急后重，晚期有下腹痛。

2. 癌肿破溃感染症状　排便时大便表面带血及黏液，感染严重时出现脓血便，大便次数增多。

3. 肠腔狭窄症状　癌肿突入肠壁造成肠腔狭窄，初时使大便变形、变细，癌造成肠管部分梗阻后，可致腹胀、阵发性腹痛、肠鸣音亢进，大便困难。

直肠癌晚期，癌肿侵犯前列腺、膀胱，可发生尿频、尿痛。侵犯骶前神经则发生剧烈持续性疼痛。有肝转移者，肝大、腹水、黄疸、贫血、消瘦、水肿等恶病质表现。后期可发生肠梗阻。如癌肿穿破可引起急性弥散性腹膜炎等。

【诊断和鉴别诊断】

直肠癌的早期症状常不明显，最初多为无痛性便血或黏液血便，大便次数略有增加，患者痛苦较轻，常不重视，若临床检查不全面，则多误诊或漏诊。因此对有上述表现者，要认真做下列检查。

1. 大便隐血检查　是发现早期直肠癌的有效措施，在一定年龄组的高危人群中进行检查，对早期诊断直肠癌很有意义。

2. 直肠指检　是诊断直肠癌的重要方法。指检可查出癌肿的部位、大小、范围、固定程度、与周围组织的关系。直肠癌大多在直肠中下段，约70%的患者可用指检扪到肿瘤。对早期直肠癌指检要特别仔细，因肿瘤细小易于忽视。肿瘤较大时指检可清楚扪到肠腔内的硬块、溃疡或肠腔狭窄，对手术方式起重要作用。

3. 直肠镜或乙状结肠镜检查　对所有大便隐血找不到原因、指检可疑或已诊断为直肠癌的患者，均应行直肠镜或乙状结肠镜检查，也是手术前必须常规做的检查。在直视下肉眼可以做出诊断，更重要的是可以取活组织进行病理检查，取活组织应在溃疡的边缘，要深一点，但不可太深以防止穿孔。一般要在肿瘤边缘及中心取3~5块组织，以免未能取到癌组织。

4. 钡灌肠检查　该检查对诊断结肠癌的价值不大，但为排除结肠多发性原发癌和息肉病变，应常规进行钡灌肠或气钡双重造影。

5. 直肠腔超声内镜检查　不但可了解直肠肿瘤的浸润深度，还可知直肠系膜内的淋巴结有无转移。

6. 盆腔CT检查　尤其适用于中、后期病变。因为它能发现中度至广泛的直肠外播散，但对肿瘤在肠壁内的浸润深度的判断不及直肠腔内超声扫描。

7. 其他检查　女性患者应做阴道检查及双合诊检查，男性患者有泌尿系统症状者应行膀胱镜检查。查有肝转移应行 B 超、核素、CT 检查。

直肠癌应与痔、肛裂、慢性直肠炎及息肉等相鉴别，常见到同时有痔、肛裂等 2 个以上的病，仅诊断出前者而忽略了直肠癌的诊断，延误了手术时机。

【治疗】

根治性手术是结肠癌的主要治疗方法，根据肿瘤及患者的全身情况可在术前进行化疗或放疗，以提高疗效。

1. 手术治疗　根治性切除包括癌肿全部及其两端足够的肠段、周围可能被浸润的组织及有关的肠系膜和淋巴结，此疗法仅适用于癌肿局限于直肠壁，而只有局部淋巴结转移者。如侵犯子宫、阴道壁，可同时切除。对有孤立性肝转移者，可同时行肝叶切除或楔形切除，而得到较好的疗效。

（1）腹会阴联合直肠癌根治术（迈尔斯手术）　适用于距肛门 7 cm 以内的直肠癌。此法切除范围较广、彻底，治愈率高。缺点是手术损伤大，分腹、会阴 2 个手术组，先后或同时进行手术，必须做永久性人工肛门，术后要用人工肛门袋。

（2）经腹直肠癌切除术（直肠癌前切除术、Dixon 手术）　适用于直肠癌下缘距肛门 10 cm 以上者，手术时尚能留下足够的直肠，可在腹腔内与乙状结肠行对端吻合。此手术损伤不大，只需在腹部进行并保留正常的肛门，是各种直肠癌切除术后控制排便功能最为满意的手术。缺点是根治性较差。目前用吻合器进行此手术，使更低位的直肠癌患者（距肛门 6~7 cm）得以保留肛门，扩大了手术的适应证。

（3）经腹直肠癌切除、人工肛门、远端封闭术（哈特曼手术）　若患者因年老、体弱等原因不能行迈尔斯手术或一期切除吻合者，可行腹直肠癌切除，远段直肠封闭，近端结肠做人工肛门。此手术操作简单迅速，出血及并发症少，恢复期短。缺点是根治性差。

（4）拉下式直肠癌切除术　适用于直肠癌下缘距肛门在 7~10 cm 之间的患者。

对晚期直肠癌，已不能行根治性手术时，当患者发生排便困难或肠梗阻时，可行乙状结肠造口术以解除梗阻。

2. 局部切除术　仅适用于肿块局限在黏膜或黏膜下层，直径<3 cm 的早期低位直肠癌。

3. 化疗和放疗　略。

第二十七节 普外科常见疾病影像学诊断

一、胃癌

【概述】

胃癌是胃肠道最常见的恶性肿瘤，起源于胃黏膜的上皮细胞，多为腺癌，好发于胃窦，其次是贲门和胃底，发生于胃体者较少。发病年龄多为40~60岁，男性多于女性，其比例为2~3：1。

【病理改变】

1. 早期胃癌　是指癌组织仅限于黏膜层和黏膜下层的癌肿，可分以下3型：Ⅰ型（隆起型）：癌肿向胃腔内不规则隆起，高度在5mm以上，表面毛糙不平，有分叶和表浅糜烂。Ⅱ型（表浅型）：癌肿沿黏膜和黏膜下层浸润，黏膜破坏消失，边界不清，形态不规则。按其凹凸不平的程度又分3种亚型。①Ⅱa型（表面隆起型），表面隆起，高度不超过5mm；②Ⅱb型（表面平坦型），表面平坦，无凹凸不平；③Ⅱc型（表面凹陷型），表面糜烂和浅凹陷，深度不超过5mm。Ⅲ型（凹陷型）：癌肿坏死形成凹陷，深度在5mm以上，边缘不规则。

2. 中、晚期胃癌　按大体病理可分为4型：①增生型，癌肿呈蕈伞形向胃腔内生长，宽基底，表面如菜花状，易形成小溃疡；②浸润型，胃壁增厚僵硬，胃腔变窄，黏膜平坦而粗糙。可分局限性和弥漫性；③溃疡型，溃疡较大而边缘不规则，周围有隆起的环状；④混合型，具有以上任何两型的形态特征。

胃癌发展至一定阶段可发生转移，主要转移途径有淋巴转移、血行转移和直接侵犯转移。胃溃疡癌变，病变始于溃疡边缘的黏膜，然后向黏膜下层和肌层浸润。

【临床表现】

早期胃癌常无明显临床症状，缺乏特征性，可有食欲不振、消化不良、上腹部不适、饱胀、疼痛和类似溃疡病症状。中、晚期胃癌主要为上腹部疼痛、消化道出血和腹部肿块等。上腹部疼痛常不易缓解，消化道出血多为呕血和黑便，腹部肿块扪及甚硬。贲门与幽门处癌肿常致梗阻。胃癌晚期可有消瘦、贫血等恶病质表现。癌肿转移可出现腹水、黄疸、多发腹部肿块、左锁骨上淋巴结肿大等。

【影像学表现】

1. X线表现

（1）胃癌的基本X线表现　包括：①黏膜皱襞的改变，早期黏膜皱襞凌乱不规则，继而增生固定、隆起变形、破坏中断、消失；②局部胃壁僵硬；③充盈缺损；④龛影，见于肿瘤表面的小溃疡或溃疡型癌；⑤蠕动消失；⑥肿瘤可引起胃腔狭窄或梗阻；⑦扪诊可触到与病变相符的肿块；⑧癌瘤向邻近脏器侵犯，使胃发生粘连固定。

（2）早期胃癌的X线表现　目前国内多采用日本提出的早期胃癌的定义和分型。Ⅰ型（隆起型）肿瘤显示为小充盈缺损，直径在1.0~4.0 cm，边缘清楚，但形状可稍不规则。表面可光滑或颗粒样，也可有糜烂、溃疡形成而出现小钡斑。Ⅱ型（表浅型）因肿瘤隆起或凹陷均轻微，不超过5mm，X线诊断比较困难。可表现为肿瘤区黏膜表面失去正常的均匀影像，胃小区和胃小沟破坏消失，而显示为不均匀的颗粒状影像。有时胃轮廓显示为局部轻微的凹陷和僵直。Ⅲ型（凹陷型）可见形态不规则的较浅淡的存钡区，典型者可表现为不规则的小龛影。凹陷病变表面可呈现为高低不同、大小不等、形态不一、分布不规则的颗粒样改变。

（3）胃进展期癌的X线表现

1）蕈伞型：X线特征为癌肿向腔内生长形成腔内较大隆起型肿块，肿块表面凹凸不平。充盈期可显示为分叶状的充盈缺损，如癌肿表面有溃疡则加压时能在充盈缺损中有钡影出现，双对比能较完整地显示一菜花样的软组织肿块影。不管蕈伞型的癌瘤向腔内突出有多大，其基底通常并不太大。

2）溃疡型：X线表现为以溃疡为特征的典型恶性溃疡征象。龛影较大而浅，呈不规则的扁盘状。切线位时龛影底的全部或部分位于胃轮廓之内成为“腔内龛影”，这是溃疡型胃癌的特征之一。由于龛影口部有隆起的癌结节存在，使溃疡形成内凹的边缘及结节之间的裂缝凹陷，即“裂隙征”。龛影周边围绕不规则的透亮区称“环堤征”，其周围黏膜皱襞常有断裂或呈不规则的杵状。龛影邻近胃壁僵硬，蠕动消失。

3）浸润型：①弥漫浸润型，全胃或大部分的胃壁被浸润，充盈时见胃壁增厚、僵硬，胃腔缩小，轮廓毛糙，蠕动波消失。形如皮革囊样，称“皮革样胃”。胃黏膜呈现皱襞消失或颗粒样增生改变。胃内也无钡剂停留，胃排空增快。②局限性浸润癌，癌肿局限于胃的某一部位，造成病变部位的胃壁增厚、僵硬、蠕动消失。黏膜的改变可表现为皱襞增粗、扭曲或局限性黏膜皱襞展平、破坏。晚期局限性浸润性胃癌可造成胃明显变形，容易被发现。

2. CT 表现　早期胃癌由于胃壁增厚不明显，难以被 CT 发现。中、晚期胃癌显示局部黏膜增厚，大的肿瘤胃黏膜面呈凹凸不平或呈向腔内突出的肿块，表面伴或不伴溃疡。浸润性胃癌常呈局限性或弥漫性胃壁增厚。黏液腺癌可有肿瘤内钙化。胃癌的局部、远处和肝脏转移常见，可直接侵犯邻近器官。

3. 超声表现　包括：①胃壁局部或弥漫性的不规则增厚（一般>1 cm）；②病变局部黏膜面高低不平，并向胃腔突起；③病灶区多，呈低回声，胃壁结构层次紊乱或破坏，可见肿块内供血血管回声信号，据此可判定癌肿的浸润深度；④病变区胃壁僵硬，蠕动减少或消失。

【分析诊断】

1. 诊断要点

（1）上腹部疼痛不适、食欲缺乏、消瘦、乏力、呕吐、黑便等。

（2）晚期可有上腹部肿块、腹水及左锁骨上淋巴结转移。

（3）X 线见黏膜皱襞破坏、中断、消失。腔内不规则充盈缺损。管壁僵硬，蠕动消失。

2. 鉴别诊断　增生性胃癌的肿块肿瘤鉴别，溃疡性胃癌需与良性胃溃疡鉴别，浸润性胃癌需与慢性胃炎鉴别。

（1）胃良性肿瘤　胃良性肿瘤如肌瘤、腺瘤，充盈缺损的边缘光滑，外形整齐，周围胃壁柔软，与增生型胃癌肿块表面凹凸不平、周围胃壁僵硬不同。

（2）慢性胃炎　慢性胃炎与浸润型胃癌均可表现为胃腔狭窄，慢性胃炎所致者胃壁柔软，无浸润型胃癌的黏膜破坏中断和胃壁僵硬所呈现的肩胛征或袖口征。

二、原发性肝癌

【概述】

原发性肝癌指自肝细胞或肝内胆管细胞发生的癌肿，是我国常见恶性肿瘤之一。

【病理原因】

原发性肝癌的病因和发病机制尚未完全肯定，目前认为与肝硬化、病毒性肝炎、黄曲霉毒素等某些化学致癌物质和水土因素有关。

【分型】

1. 大体类型　分为 3 型：结节型、巨块型和弥漫型。结节型肝癌表现为大小和数目不等的癌结节，一般直径在 5 cm 左右，常伴肝硬化；巨块型肝癌表现为单发大块状，直径大于 10 cm，也可为多个结节融合成块，较少伴肝硬化或硬化程度较轻；弥漫型肝癌少见，表现为全肝散布米粒至黄豆大小的癌结节，肉眼难以与肝硬化区别。

2. 细胞分型　为肝细胞型、胆管细胞型和混合型。肝细胞型肝癌为癌细胞由肝细胞发展而来，此型约占肝癌的 90%；胆管细胞型肝癌为癌细胞由胆管细胞发展而来，此型少见；混合型肝癌为前两型同时存在。

肝细胞癌主要由肝动脉供血，绝大多数为血供丰富的肿瘤，易侵犯门静脉和肝静脉引起血管内癌栓或肝内外血行转移。

【临床表现】

原发性肝癌早期一般无症状，中晚期表现为肝区疼痛，消瘦乏力，腹部包块，大多数患者甲胎蛋白阳性。

【影像学表现】

1. 超声　肝实质内单发或多发的圆形或类圆形肿块，多数呈膨胀性生长，局部肝表面膨隆，瘤内表现为均匀或不均匀弱回声、强回声或混杂回声，肿瘤周围可见完整或不完整的低回声包膜，外周常有声晕。超声易发现静脉内癌栓、肝内管道推压移位、胆管阻塞扩张等征象，同时可显示肝门、腹主动脉旁肿大淋巴结。

2. CT 平扫　常见肝硬化，肿瘤表现为肝实质内单发或多发低密度肿块，可造成肝局部膨隆，肝内管道和肝门推移，较大的肿瘤密度多不均匀，瘤体内可有坏死、钙化或出血，多数边界不清，少数有边界清楚的包膜。增强扫描绝大多数肝癌动脉期明显增强，密度高于正常肝实质，部分肝癌如见到瘤体内或邻近门静脉高密度显影提示有动静脉分流的存在，门静脉期和肝实质期病灶密度迅速下降，低于正常肝实质，对比剂呈“快进快出”的特征表现。肝癌侵犯血管或癌栓形成，可见门静脉、肝静脉或下腔静脉扩张，血管内出现充盈缺损和管壁强化。侵犯胆道系统，引起胆管扩张。肝门、腹主动脉旁淋巴结增大提示淋巴结转移。

3. MRI　肝癌在 T_1WI 像上呈边界不清的稍低信号，T_2WI 呈略高于肝实质的高信号，如肿瘤内有脂肪变性、出血、坏死囊变等，可呈不均匀混杂信号。假包膜在 T_1WI 像上表现为环绕肿瘤的低信号环。Gd-DTPA 对比增强扫描，肿块表现与 CT 相同。

【分析诊断及检查方法比较】

1. 诊断要点

（1）肝细胞癌常有肝硬化背景，甲胎蛋白检查阳性。

（2）瘤体周围可见假包膜，外周常有声晕。

（3）CT、MRI 增强扫描动脉期明显强化，门脉期及延迟扫描对比剂迅速下降，强化过程呈“快进快出”特征。

2. 鉴别诊断 不典型肝细胞癌须与血管瘤、肝硬化再生结节、转移瘤等鉴别。CT 和 MRI 多期增强扫描，发现“快进快出”征象，肿瘤假包膜，血管受侵，临床检查有肝硬化、甲胎蛋白阳性等表现，有助于肝癌诊断。

3. 检查方法比较 超声和 CT 检查诊断肝癌具有重要价值，超声更适合于肝癌的普查筛选和动态观察，当鉴别困难时，可考虑 MRI 和血管造影帮助诊断。

三、胆囊炎

【概述】

胆囊炎分为急性和慢性胆囊炎。胆系的胆汁瘀滞、胆结石、胆道蛔虫病等为诱发因素。细菌经血路、淋巴路到达胆囊或随蛔虫逆行胆道进入胆囊，在肌体抵抗力降低的情况下，细菌在胆囊内停留、繁殖，发生急性胆囊炎。急性胆囊炎治疗不彻底，反复发作，可导致慢性胆囊炎。常见致病菌为大肠埃希菌、副大肠埃希菌和葡萄球菌。产气性细菌则引起气肿性急性胆囊炎，病情危急而凶险，病死率高。

【临床表现】

急性胆囊炎的发病年龄常见于 45 岁以下，男女比例为 1∶2。临床表现为急性发作的右上腹痛，放射右肩胛部，为持续性疼痛并阵发性绞痛，伴有畏寒、高热、呕吐。检查右上腹压痛，墨菲征阳性，可扪及肿大的胆囊，严重者可出现黄疸。实验室检查白细胞计数增高，血清胆红素或碱性磷酸酶增高。慢性胆囊炎的临床症状不典型，常出现腹胀不适、上腹部隐痛、厌油腻、消化不良等。检查右上腹部局限性压痛，墨菲征阳性。十二指肠引流检查，胆汁可有脓细胞。

【影像学表现】

1. 超声检查

（1）急性胆囊炎的声像图表现 单纯性急性胆囊炎不仅表现胆囊壁轻度增厚、胆囊稍有紧张、胀满感。典型急性胆囊炎胆囊多数增大，特别是横径的增大更明显，胆囊壁呈弥漫性增厚，多数厚度>5 mm，甚至呈现“双边影”。胆囊内的脓汁和碎屑使正常为无回声的胆汁呈密集点状或条状回声，随呼吸动作呈悬浮状运动，可使正常的后方回声增强效应减弱或消失。胆囊周围经常可看到与囊壁增厚并存的狭窄的无回声带，是局限性腹膜炎的征象。

（2）慢性胆囊炎的声像图表现　因慢性胆囊炎的病理改变程度不同，声像图表现差异颇大。轻症者可仅有不确切的囊壁增厚，或仅可见到结石回声，而外形和腔内回声无异常。炎症较重时，胆囊外形有不同程度增大，壁增厚，欠光整，有时出现类似急性胆囊炎的“双边影”。胆囊严重萎缩时，外形显著缩小，囊腔缩小，无胆汁回声或仅见结石强回声。

2. CT 表现　包括：①胆囊增大；②胆囊壁均匀增厚；③胆囊周围有低密度环；④含气者可见气泡，脓肿形成可见液平面。

3. MRI 表现　包括：①胆囊壁增厚；②胆囊内有黑色结石影；③胆囊内积液或胆囊壁内积液征，呈长 T_1WI、长 T_2WI 信号；④急性胆囊炎胆汁含水达 95%，呈长 T_1WI、长 T_2WI 信号。

【分析诊断】

1. 诊断要点　餐后右上腹痛，可有发热，右上腹压痛，墨菲征阳性。B 超显示胆囊肿大、壁厚、不光滑。

2. 鉴别诊断

（1）超声为急性胆囊炎最常用的检查手段。出现典型声像图征象，结合临床表现，多数能做出明确诊断。声像图发现胆囊壁增厚，要与肝硬化低蛋白血症和急性肝炎鉴别，但后两者胆囊不大，结合临床可以鉴别。CT 对显示胆囊窝液体潴留、胆囊穿孔或合并肝脓肿、气肿性胆囊炎的征象有较高价值。MRI 显示的诊断信息并没有 CT 多，临床比较少用。

（2）慢性胆囊炎的影像学检查，主要采用超声检查。声像图比较容易显示具有诊断价值的胆囊增大或缩小，胆囊壁增厚，回声增强以及合并强回声的结石。CT 显示的胆囊壁增厚往往受到胆囊充盈状况的影响，所以实际应用不如声像图。MRI 显示的征象并没有优于 CT。慢性胆囊炎的胆囊壁增厚需与胆囊癌鉴别。后者增厚的胆囊壁很显著，一般超声 5 mm 以上，且不规则，胆囊变形，壁僵硬等。同时还需要排除胆囊周围炎、肝硬化低蛋白血症所致的胆囊壁增厚。

四、急性胰腺炎

【概述】

急性胰腺炎指胰腺及其周围组织被胰腺分泌的消化酶自身消化的化学性炎症。

【病因病理】

急性胰腺炎的病因复杂，一般认为，胆汁和胰液逆流和胰酶损害胰腺组织在发病中起着重要作用，常见发病原因有胰胆管梗阻、酒精中毒、暴饮暴食、感染及外伤和手术。出血和坏死是急性胰腺炎的基本病理改变，分为以下两种胰腺炎：

1. 水肿性胰腺炎　胰腺呈局限性或弥漫性水肿，腺体增大变硬，被膜紧张充血。显微镜下见腺泡和间质水肿，炎性细胞浸润，伴有轻度出血及局灶性坏死。

2. 出血性和坏死性胰腺炎　胰腺发生严重的自身消化，导致胰腺出血和坏死。胰腺除有水肿外，被膜下有出血斑或血肿，腺体可见大片出血、坏死灶，腹腔内有血性腹水或浑浊渗液。

【临床表现】

急性胰腺炎发病急，主要表现为剧烈腹痛、恶心、呕吐、腹胀、体温升高及腹膜炎体征。腹痛位置与病变部位有关，腹痛为持续性并阵发性加重，严重的胰腺坏死伴有休克。

【影像学表现】

1. 超声表现　胰腺弥漫或局限性肿大，边缘模糊，内回声强度减低，呈均匀低回声或混杂回声，胰周积液或腹水则在相应部位出现液性暗区。

2. CT 表现　平扫表现为胰腺弥漫或局限性肿大，密度不均匀减低，胰周常有炎性渗出致边缘模糊，与周围器官分界不清，邻近肾前筋膜增厚，胰腺内坏死出现更低密度区，出血呈高密度影，并可见胰周积液和腹水，液体可进入小网膜囊或肾周间隙等部位。增强扫描胰腺均匀强化，如有坏死，则坏死区无强化。

3. MRI 表现　胰腺肿大，形态不规则，边缘模糊不清，T_1WI 像表现为胰腺信号减低，T_2WI 呈高信号，腺体内如有出血，T_1WI 上表现为高信号。Gd-DTPA 增强扫描呈不均匀强化，坏死组织区不强化。

【分析诊断及检查方法比较】

1. 诊断要点

（1）临床症状典型，血、尿淀粉酶显著升高。

（2）影像学表现为腺体弥漫或局部水肿增大，边缘模糊，回声或密度不均匀降低，多累及邻近结构。

（3）CT 或 MRI 增强扫描呈不均匀强化。

2. 鉴别诊断　急性胰腺炎若主要引起胰头局部肿大，须与胰头肿瘤鉴别，随访检查十分重要，抗感染治疗后，炎症消退，形态恢复正常，有助于胰腺炎诊断。

3. 检查方法比较　超声检查对急性胰腺炎多可明确诊断，可作为首选检查方法。急性胰腺炎常出现肠腔充气扩张，影响超声检查诊断效果，可选择 CT 检查，MRI 对急性胰腺炎诊断价值有限。

五、胰腺癌

【概述】

胰腺癌为发生于胰腺的恶性肿瘤。恶性程度极高，约90%为源于腺管上皮的管腺癌，胰头部较多发。

【病理原因】

组织学类型以胰管上皮细胞发生的胰管癌最多，其次是腺泡细胞癌、胰岛细胞癌，未分化癌少见。胰腺癌转移和扩散途径最多见为淋巴转移和癌浸润。淋巴转移多见于胰头部前后、幽门上下等处。在胰内转移可发生跳跃性、多发性癌灶。胰腺癌可直接浸润到邻近的门静脉、肠系膜上动静脉以及胃、十二指肠等处。少数患者血行转移至肝、肺、骨等。

【临床表现】

胰腺癌无特异症状，最常见的首发症状是上腹痛和饱胀不适，胰头癌多为黄疸，以及食欲不振、消化不良和消瘦、乏力等。

【影像学表现】

1. 超声表现　胰腺多呈局限性肿大，内见异常回声肿块，轮廓不规则，边缘模糊，可向周围组织呈蟹足样浸润，肿块回声多数为低回声，内有液化、坏死时出现无回声区。胰头癌可使十二指肠圈扩大，压迫胆总管致梗阻以上肝内、外胆管扩张，胆囊增大、饱满，胰管扩张，并可推压或侵犯邻近血管及器官。胰颈癌可推压门静脉、肠系膜上静脉变形、移位。胰尾癌易推压和侵犯胃、脾、脾静脉和左肾。

2. CT 表现　平扫时胰腺癌多呈低密度，少数呈高密度或等密度。肿瘤较大时表现为胰头、胰颈或胰尾相应部位局限性隆起，如有坏死液化，则出现更低密度区。肝内外胆管、胆囊、胰管不同程度扩张，胰管、胆管扩张形成的“双管征”为胰头癌的常见征象。胰腺癌为少血供肿瘤，增强扫描时动脉期肿块强化不明显，呈均匀或不均匀低密度灶，有时呈环状强化灶，静脉期仍为低密度灶，密度差较动脉期缩小。胰腺癌易侵犯、包埋邻近门静脉、肠系膜上静脉、脾静脉等血管，并出现肝门、腹膜后淋巴结及肝内转移。

3. MRI 表现　表现为胰腺轮廓发生改变，局部不规则肿大，肿瘤 T_1WI 上多数呈低信号，与正常胰腺组织分界不清，T_2WI 上呈不均匀高信号，Gd-DTPA 增强扫描早期肿瘤强化不明显，与强化的正常胰腺组织形成明显对比。胰头癌压迫侵犯主胰管和胆总管下端造成梗阻，梗阻部位以上胰管、胆管和胆囊扩张。

【分析诊断及检查方法比较】

1. 诊断要点

（1）中晚期胰腺癌表现为胰腺实质性肿块，伴胰管扩张。

（2）进行性加重的黄疸。

2. 鉴别诊断　胰腺癌须与慢性胰腺炎鉴别。炎性病变胰管多呈串珠样扩张，无中断，并可见胰腺萎缩和钙化，肾前筋膜增厚，不侵犯、包埋邻近血管结构。

3. 检查方法　比较超声和 CT 检查为胰腺癌首选检查方法，磁共振胆胰管成像对显示胰胆管改变有独特价值。

六、脾梗死

【概述】

脾是动脉终末循环部位，加之脾动脉常扭曲，在行程中又缺乏支持组织，易形成脾梗死。

【病理原因】

脾梗死最常见原因为心腔壁血栓脱落形成栓子，阻塞脾动脉系统。

【临床表现】

多数脾梗死无症状，常在尸检时偶然发现，少数有左上腹疼痛、左膈升高或胸腔积液。

【影像学表现】

1. 超声表现　脾实质内单个或多个低回声区，呈楔形或不规则形，楔形底部朝向脾外缘，尖端指向脾门。梗死灶内部可呈蜂窝状回声或不均匀分布的斑片状强回声，发生液化坏死时，呈无回声区。陈旧性梗死灶纤维化、钙化时，回声明显增强，后方伴声影。

2. CT 表现　平扫表现为脾实质内尖端指向脾门的楔形低密度区，边界清楚，无占位征象。增强扫描，梗死区不强化，与明显强化脾实质形成明显对比。

3. MRI 表现　急性和亚急性脑梗死 T_1WI 表现为均匀低信号，T_2WI 呈均匀高信号，边界清楚。慢性期脾梗死病灶内有瘢痕组织和钙化形成，T_1WI、T_2WI 均呈低信号。Gd-DTPA 增强扫描梗死区不强化。

【分析诊断及检查方法比较】

1. 诊断要点

（1）脾梗死表现为无占位征象的楔形区，尖端指向脾门。

（2）增强扫描无强化。

2. 鉴别诊断　脾梗死影像学表现典型，不易与其他疾病混淆。

3. 检查方法比较　超声检查即可明确诊断，一般无需 CT 和 MRI 检查。

七、脾脓肿

【概述】

脾脓肿常为败血症脓栓的结果。最常见的病因是亚急性细菌性心内膜炎。腹部脏器的严重感染也可侵犯脾脏。

【临床表现】

脾脓肿患者常存在败血症症状，出现寒战、高热、恶心、呕吐和白细胞计数升高。多数患者有腹痛，典型的可以局限于左上腹或左肩胛区。临床检查可有左上腹触痛和摩擦音、左侧胸腔积液和脾脏增大，血培养可以阳性。病理上早期以急性炎症反应为主，表现为脾脏的弥漫性增大。随着炎症局限化，形成脓肿。脓肿壁外有反应性的毛细血管扩张及水肿。脓肿可以单房或多房，也可以是孤立性或多发性。脓肿大小不等，形态多为圆形或椭圆形。

【影像学表现】

1. 超声表现

（1）脾大　半数以上患者有脾大，脾大的程度与脓肿发生的部位、大小及数量有关，单发或早期脓肿，脾大可不明显。

（2）脾内异常回声　小而散在的多发性脾脓肿，早期超声显像可无特征改变。较大的脓肿早期在脾实质内表现为单个或多个圆形、卵圆形回声增强或减低，边缘不规则，其内回声不均匀。随着病情的进展，病灶内坏死液化，内部出现不规则无回声区，其间有散在的小点状及斑片状高回声，随体位改变而浮动。无回声区壁厚，后方回声增强。当病灶回声介于脾被膜与实质之间，并使脾表面局部隆起时，应考虑脾被膜下脓肿，超声引导下细针穿刺可抽出脓液。

2. CT 表现　脾脓肿早期表现为脾脏弥漫性增大，密度稍低但均匀。当发生组织液化坏死后，CT 平扫可见单个或多个低密度病灶，境界清或不清。形态呈圆形或椭圆形，大小不等。增强后见脾实质和脓肿壁有强化，而液化区无变化。在正常脾实质和脓肿壁之间有时可见低密度水肿带。少数病例脓肿区内可见小气泡或者小液气平面，这是脾脓肿的特征表现。

3. MRI 表现　T_1WI 呈低信号，脓肿壁与其周围的肉芽组织一般较脓肿内部液化的组织信号为高，环外还可有低信号水肿带。T_2WI 为高信号，脓肿壁可呈厚环状低信号。

4. X 线表现　腹部平片有时可见气液平，为其特征性表现。

【分析诊断】

1. 诊断要点　患者有寒战、高热、左上腹痛症状，B 超示脾内感染性病灶，X 线示左膈肌升高。

2. 鉴别诊断　败血症患者 CT 发现脾内低密度病变须高度警惕脾脓肿的存在。典型病例有脓肿壁增强及周围水肿带，若病灶内见到气液平面则可以确定诊断。多发性脾脓肿应与转移瘤、恶性淋巴瘤鉴别。

（张启勋　姜园园　韩建峰　杨朋来　陈钦伟　李　挺）

第二章　骨科常见疾病治疗

第一节　肩胛骨骨折

【概述】

肩胛骨前后均为肌肉包绕，骨折较少见，占全身骨折的0.2%左右，多由间接暴力引起。肩部骨折是肩胛骨骨折中最常见的部位，主要由直接暴力引起，因肩胛骨前后均有肌肉保护多无明显骨折移位。

【临床表现】

肩胛骨骨折有其明显的创伤史，多为直接暴力所伤。伤后肩部剧痛、肩功能丧失、不能抬高、肿胀及压痛等。临床上将肩胛骨骨折分为肩胛体部骨折、喙突骨折、肩胛盂骨折、肩胛颈骨折及肩峰骨折。

【体格检查】

局部常有明显肿胀及皮肤擦挫伤，有明显压痛及肩部运动障碍，移位的肩胛颈骨折或肩峰骨折，可触及骨折部位的异常活动和摩擦感。

【辅助检查】

X线片可明确诊断。肩胛骨体部骨折是肩胛骨骨折的常见类型，多为粉碎性骨折，肩胛骨体部折线可为斜行、纵行或星形，亦可贯通至肩胛峰。由于肩胛骨被肌肉、筋膜紧紧包裹，骨折移位多不明显。

【诊断】

（1）肩胛骨骨折外观多无明显畸形，容易漏诊。移位型肩胛颈骨折可有肩峰突出，方肩等类似肩关节脱位的临床表现，但患肢无弹性固定的表现，且肩关节可有轻柔的被动活动，对多发伤或并发肩胛骨骨折时，应注意检查，常规拍摄胸部平片。根据需要，拍肩胛骨正侧位、腋位及穿胸位片，对肩关节盂骨折须行CT检查。

（2）由于肩胛骨骨折多由高能量直接外力引起，并发损伤发生率达 40%~90%。因此注意检查有无肋骨骨折或胸腹脏器伤合并存在的可能，部分肩胛骨骨折伴有锁骨骨折或臂丛神经损伤。

【治疗】

少部分需要手术整复内固定，大部分可采用颈腕悬带支持，以及早期活动。对无移位的或移位小的均可用三角巾悬吊上肢获得愈合。出现以下情况时偶尔需要手术治疗。

1. 明显的肩峰移位骨折　伴有骨折缩短侵入肩峰下间隙，这是极少见的。当三角肌功能受到损害或肩峰下间隙有明显损害时，须做切开复位、克氏针内固定。

2. 喙突骨折伴有肩锁关节分离　喙突骨折伴有锁骨外侧端脱位时，应做切开复位内固定术修复肩锁韧带。

3. 关节盂骨折　关节盂骨折伴有外伤性肩关节脱位较为常见。当关节盂缘骨折损害关节表面 1/4 以上时，就须切开复位内固定，以防止发生习惯性肩关节脱位或半脱位。小的盂缘骨折伴有脱位者，可应用脱位的治疗法，无须手术治疗。若盂部骨折有明显的成角畸形或移位，可用尺骨鹰嘴穿针向外侧牵引 3~4 周。

4. 药物治疗　骨折早期，气血瘀滞较甚，治疗宜活血祛瘀、消肿止痛，内服可用活血止痛汤或活血祛瘀汤。中期宜和营生新，接骨续损，内服可用生血补髓汤或接续筋药膏；后期宜补气血、养肝肾、壮筋骨，内服可选用肢伤三方或右归丸等。

第二节　股骨颈骨折

【概述】

股骨颈骨折多数发生在中老年人，与骨质疏松导致的骨质量下降有关。当遭受轻微扭转暴力时可导致股骨颈发生骨折。在青少年，发生股骨颈骨折较少，常因暴力引起，且不稳定型更多见。

【临床表现】

1. 畸形　患肢多有轻度屈髋屈膝及外旋畸形。

2. 疼痛　移动患肢时髋部疼痛明显。在患肢足跟部或大粗隆部叩击时，髋部感疼痛。

3. 功能障碍　移位骨折患者在伤后不能坐起或站立。

【体格检查】

1. 患肢疼痛、畸形　患肢轻度屈髋屈膝及外旋畸形，患肢短缩；在患肢足跟或大粗隆部叩打时，髋部也感疼痛；在腹股沟韧带中点下方常有压痛；患侧大粗隆升高，大粗隆在髋-坐骨结节连线 Nelaton 线之上；大粗隆与髋前上棘间的水平距离缩短，短于健侧。

2. 功能障碍　移位骨折患者在伤后就不能坐起或站立，但也有一些无移位的线状骨折或嵌插骨折病例，在伤后仍能走路或骑自行车。

【辅助检查】

最后确诊需要髋正侧位 X 线检查，尤其对线状骨折或嵌插骨折更为重要。X 线检查作为骨折的分类和治疗上的参考也不可缺少。应引起注意的是有些无移位的骨折即使在伤后立即拍摄的 X 线片上也看不见骨折线。2~3 周后，因骨折处部分骨质发生吸收现象，骨折线才清楚地显示出来。因此，凡在临床上怀疑股骨颈骨折的患者，虽 X 线片暂时未见骨折线，仍应按嵌插骨折处理，3 周后再拍片复查。

【诊断】

1. 分类

（1）按骨折线部位分类

1）股骨头下骨折：骨折线位于股骨头下，使股内、外侧动脉发生的营养血管损伤，中断了股骨头的血液供应，仅有供血量很少的股骨头小凹动脉供血，致使股骨头严重缺血，故发生股骨头缺血坏死的概率很大。

2）股骨颈骨折：骨折线位于股骨颈中部，常呈斜形，多有一三角形骨块与股骨头相连。骨折使由股骨干发出的滋养动脉升支损伤，导致股骨头供血不足，发生股骨头缺血坏死或骨折不愈合。

3）股骨颈基底骨折：骨折线位于骨颈与大、小转子间连线处。由于有旋股内、外侧动脉分支吻合成的动脉环提供血循环，对骨折部血液供应的干扰较小，骨折容易愈合。

（2）按 X 线表现分类

1）内收骨折：远端骨折线与两侧髂嵴连线的夹角（Pauwells 角）>50°，为内收骨折。由于骨折面接触较少，容易再移位，故属于不稳定性骨折。Pauwells 角越大，骨折端所遭受的剪切越大，骨折越不稳定。

2）外展骨折：远端骨折线与两侧髂嵴连线的夹角<30°，为外展骨折。由于骨折面接触多，不容易再移位，故属于稳定性骨折。但若处理不当，如过度牵引、外旋、内收，或

过早负重等，也可发生移位，称为不稳定骨折。

（3）按移位程度分类

1）不完全骨折：骨完整性仅有部分中段，股骨颈的一部分出现裂纹，类似于颅骨的裂纹骨折。

2）完全骨折：骨折线观察铜管件，骨结构完全破坏。此类骨折又可分为3类。①无移位的完全骨折；②部分移位的完全骨折；③完全移位的完全骨折。由于暴力大小，扭转角度及全身因素等，骨折后可出现多种类型。从X线片上虽可见骨折为外展型，或未发现明显移位，甚至呈嵌入型而被认为是稳定性骨折，但在搬运过程中，或在保守治疗中体位不当，过早翻身，固定姿势不良等，都可能使稳定骨折变成不稳定骨折，无移位骨折变成有移位骨折。

2. 股骨颈骨折　临床十分常见，老年人外伤后出现髋关节疼痛均应考虑肌体股骨颈骨折的可能，尤其是一些嵌插型的骨折，临床症状较轻微，骨折后甚至可以行走，应避免误诊。

【治疗】

1. 非手术疗法　无明显移位的骨折，外展型或嵌入型等稳定性骨折，年龄过大，全身情况差，或伴有严重心、肺、肾、肝等功能障碍者，选择非手术方法治疗。可采用穿防滑鞋，下肢皮肤牵引，卧床6~8周，同时进行股四头肌等长收缩训练和踝、足趾的屈伸活动，避免静脉回流障碍或静脉血栓形成。卧床期间不可侧位，不可使患肢内收，避免发生骨折移位，一般在8周后可逐渐在床上起坐，但不能盘腿而坐。3个月后，骨折已基本愈合，可逐渐扶双拐下地，患肢不负重行走。6个月后，骨已牢固愈合，可逐渐弃拐行走。一般来说，非手术疗法对骨折端的血液循环造成影响，进一步加重损伤，治疗后股骨头缺血坏死的发生率较手术疗法低。但卧床时间长，常因长期卧床而引发一些不负重，如肺部感染、泌尿道感染、压疮等。对全身情况很差的高龄患者，应以挽救生命、治疗并发症为主，骨折可不进行特殊治疗。尽管可能骨折不愈合，但仍能扶拐行走。

2. 手术疗法

（1）手术指征

1）内收型骨折和有移位的固肢，由于难以用手法复位、牵引复位等方法使其变成稳定骨折，应采用手术切开复位，内固定术治疗。

2）65岁以上老年人的股骨头下型骨折，由于股骨头的血液循环已严重破坏，股骨头坏死发生率很高，再加上患者的全身情况不允许长期卧床，应采用手术方法治疗。

3）青少年的股骨颈骨折应尽量达到解剖复位，也应采用手术方法治疗。

4）由于早期误诊、漏诊，或治疗方法不当，导致股骨颈陈旧骨折不愈合，影响功能的畸形愈合，股骨头缺血坏死，或并发髋关节骨关节炎，应采用手术方法治疗。

（2）手术方法

1）闭合复位内固定：在硬膜外麻醉下，患者卧于骨科手术床上。先用纵向牵引取消短缩移位。逐渐外展，术者在侧方施加外展牵引力，同时使下肢内旋，逐渐减少牵引力。整个操作过程均在C型臂X线监视下进行。证实复位成功后，在股骨外侧纵形切口，暴露股骨大转子及股骨近端。经大转子向股骨头方向打入引导针。X线证实引导针穿过骨折线，进入股骨头下软骨下骨质，即通过导针打入加压螺钉内固定，或130°角钢板固定。若打钉时股骨头有旋转，也可将螺钉与角钢板联合应用。由于这一手术方法不切开关节囊，不暴露骨折端，对股骨头血循环干扰较少。在X线监视下，复位及固定均可靠，术后骨折不愈合及股骨头坏死的发生率均较低。

2）切开复位内固定：手法复位失败，或固定不可靠，或青壮年的陈旧骨折不愈合，宜采用切开复位内固定术。经前外侧切口暴露骨折后，清除骨折端的硬化组织，直视下经大转子打入加压螺纹钉，同时切取带旋髂深血管蒂的髂骨块植骨，或用旋股外血管升支的髂骨块植骨，或带缝匠肌髂骨块植骨，促进骨折愈合，防止股骨头缺血坏死。也可采用后外侧切口进行复位内固定，用股方肌蒂骨块植骨治疗。

3）人工关节置换术：对全身情况尚好的高龄患者的股骨头下型骨折，已并发骨关节炎或股骨头坏死者，可选择单纯人工股骨头置换术或全髋关节置换术治疗。

（3）术后处理　手术后，骨折端增强了稳定性，患者经过2～3周卧床休息后，即可在床上起坐，活动膝、踝关节。6周后患者可扶双拐下地不负重行走，骨愈合后弃拐负重行走。对于人工股骨头置换或全髋关节置换术者可在术后1周后开始下地活动。

第三节　髌骨骨折

【概述】

髌骨是人体中最大的籽骨，也是膝关节的一个组成部分。切除髌骨后，在伸膝活动中可使股四头肌力减少，因此，髌骨能起到保护膝关节、增强股四头肌肌力、伸直膝关节等作用。在治疗中应尽量使髌骨后面是完整的关节面，其内外侧分别与股骨内外髁前面形成的关节面恢复平整，减少髌股关节炎的发生。

【临床表现】

膝部明显肿胀、髌骨漂浮、局部压痛，有时可扪到骨折横行凹陷，晚期出现皮下瘀斑，膝关节不能自主伸直。

【体格检查】

骨折后关节内大量积血，髌前皮下淤血、肿胀，严重者皮肤可发生水疱。有移位的骨折，可触及骨折线间隙。髌骨正侧位 X 线可确诊。对可疑髌骨纵行或边缘骨折，须拍轴位片证实。

【辅助检查】

摄 X 线片时应采用膝关节侧位及斜位，而不用前后位。侧位虽然对判明横断骨折以及板块分离最为有用，但不能了解有无纵形骨折以及粉碎骨折的情况。斜位可常规采用外旋45°位，以避免与股骨髁重叠；既可显示其全貌，更有利于诊断外侧的纵形骨折。如怀疑内侧有损伤时，则可取内旋45°位。如临床高度怀疑有髌骨骨折而正位及侧位 X 线片均未显示时，可再照髌骨切线位 X 线片。

【诊断】

1. 诊断思维　明显外伤史，患肢疼痛，活动受限。X 线片可确定骨折部位及移位情况。

2. 鉴别诊断　通过病史、体检以及 X 线片检查，诊断无困难。但对以下几方面需加以注意。

（1）临床上怀疑有髌骨骨折而 X 线片阴性者，还应考虑有股四头肌骨附着部或髌韧带的髌骨附着部损伤的可能。这两类损伤可以不带有骨折片，但局部应有显著的压痛，伸膝困难。

（2）在鉴别诊断中应注意除外二分髌。它多位于髌骨外上极，位于外缘及下缘者少见。副髌骨与主髌骨之间的间隙较整齐，临床上局部无压痛。但如有髌骨的应力骨折则与副髌骨或其损伤较难区别。

【治疗】

对新鲜髌骨骨折的质量，应最大限度地恢复关节面的平滑，给予较牢固内固定，早期活动膝关节，防止创伤性关节炎的发生。

1. 石膏托或管形固定　此法适用于无移位髌骨骨折，不需手法复位，抽出关节内积血，包扎，用长腿石膏托或管形固定患肢于伸直位 3～4 周。在石膏固定期间练习股四头肌收缩，去除石膏托后练习膝关节伸屈活动。

2. 切开复位固定　髌骨骨折的内固定方法多种，可分为两类：一类行内固定后仍需一定时间的外固定；另一类内固定比较坚强，不需外固定。

（1）改良张力带，钢丝内固定术

1）适应证：①髌骨横行骨折；②能复位的髌骨粉碎性骨折。

2）手术方法：髌前横弧形切口，显露骨折线，自远折端骨折面，逆行穿出用两根直径 1.5mm 的克氏针固定骨折端，手伸入关节腔内，触髌骨关节面平整后，用钢丝环绕克氏针固定。另一针用同样方法固定。

3）术后处理：不用外固定，术后第 2 日练习股四头肌收缩，多数骨折病例在术后 2 周能屈膝 90°并下地行走。

（2）髌骨上极或下极切除，股四头肌腱重新附着术

1）切除较小骨块或骨折粉碎部分，将髌韧带附着于髌骨上段，或将股四头肌附着于髌骨下段骨折。

2）术后处理：用多量敷料包扎，长腿石膏伸直位固定 3 周，去石膏后不负重练习关节活动。6 周后扶拐逐渐负重行走并加强关节活动度及股四头肌肌力锻炼。此法可保全髌骨作用，愈合快，股四头肌功能得以恢复，无骨折不愈合及关节面不平滑问题。

（3）髌骨全切除　适用于不能复位，不能部分切除的严重粉碎性骨折。切除粉碎骨折块时，应尽量保护其骨膜及股四头肌腱膜。切除后缝合撕裂的扩张部及关节囊，使其恢复到正常松紧度。然后，将股四头肌腱下拉与髌腱缝合。不能直接缝合者，可用股四头肌腱翻转修补缝合。在股四头肌腱上做“V”形切口，把切下的腱膜瓣下翻，修补切除髌骨后新形成的缺损。术后石膏托固定 4 周，练习膝伸屈活动。

第四节　踝骨骨折

【概述】

踝关节的关节面比髋、膝关节的关节面小，但负担的重量与活动却很大，故易发生损伤。占全身骨折的 3.83%。踝骨骨折多见于青少年。

【临床表现】

局部肿胀、压痛和功能障碍。

【体格检查】

1. 内翻（内收）型骨折　可分三度。

（1）Ⅰ度　单纯内踝骨折，骨折缘由胫骨下关节面斜上内上，接近垂直方向。

（2）Ⅱ度　暴力较大，内踝发生撞击骨折的同时，外踝发生撕脱骨折，称双踝骨折。

（3）Ⅲ度　暴力较大，在内外踝骨骨折同时距骨向后撞击胫骨后缘，发生后踝骨折（三踝骨折）。

2. 外翻（外展）型骨折　按骨折程度可分为三度。

（1）Ⅰ度　单纯内踝撕脱骨折，骨折线呈横行或短斜行，骨折面呈冠状，多移位。

（2）Ⅱ度　暴力继续作用，距骨体向外踝撞击，发生外踝斜行骨折，即双踝骨折。如果内踝骨折的同时胫腓下韧带断裂，可以发生胫腓骨下端分离，此时距骨向外移位，可在腓骨下端相当于联合韧带上方，形成扭转外力，造成腓骨下 1/3 或中 1/3 骨折，称为 Dupuytren 骨折。

（3）Ⅲ度　暴力过大，距骨撞击胫骨下关节面后缘，发生后踝骨折，即三踝骨折。

3. 外旋骨折　发生在小腿不动足部强力外旋，或足不动小腿强力内旋时，距骨体的前外侧挤压外踝前内侧，造成腓骨下端斜行或螺旋形骨折亦可分成三度。

（1）Ⅰ度　骨折移位，如有移位，其远骨折端为向外、向后并向外旋转。

（2）Ⅱ度　暴力较大，发生内侧副韧带断裂或发生内踝撕脱骨折，即双踝骨折。

（3）Ⅲ度　强大暴力，距骨向外侧移位，并向外旋转，撞击后踝，发生三踝骨折。

4. 纵向挤压骨折　高处坠落，足跟垂直落地时，可致胫骨前缘骨折，伴踝关节向前脱位。如果压力过大，可造成胫骨下关节面粉碎骨折。

凡严重外伤，发生三踝骨折时，踝关节完全失去稳定性并发生显著脱位，称为 Pott 骨折。

【辅助检查】

X 线片显示的骨折类型。

【诊断】

1. 诊断思维　局部肿胀、压痛和功能障碍。诊断时，首先应根据外伤史和临床症状以及 X 线片显示的骨折类型，分析造成损伤的机制。

2. 鉴别诊断　与踝部扭伤、跖骨骨折和足扭伤等鉴别。

【治疗】

踝关节面比髋、膝关节面积小，但其承受的体重却大于髋膝关节，而踝关节接近地面，作用于踝关节的承重应力无法得到缓冲，因此对踝关节骨折的治疗较其他部位要求更高，踝关节骨折解剖复位的重要性越来越被人们所认识，骨折后如果关节面稍有不平或关节间隙稍有增宽，均可发生创伤性关节炎。无论哪种类型骨折的治疗，均要求胫骨下端即踝关节与距骨体的鞍状关节面吻合一致，而且要求内、外踝恢复其正常生理斜度，以适应距骨后上窄、前下宽形态。

1. 无移位骨折　用小腿石膏固定踝关节背伸 90°中立位，1~2 周待肿胀消退石膏松动后，可更换一次，石膏固定时间一般为 6~8 周。

2. 有移位骨折

（1）手法复位外固定　手法复位的原则是采取与受伤机制相反的方向，手法推压移位的骨块使之复位。如为外踝骨折则采取内翻的姿势，足部保持在 90°背伸位，同时用两手挤压两踝使之复位，骨折复位后，小腿石膏固定 6~8 周。

（2）受伤复位内固定　踝关节骨折的治疗，应要求解剖复位，对手法复位不能达到治疗要求者，仍多主张手术治疗。

1）适应证：①手法复位失败者；②内踝骨折，内踝骨折块较大，波及胫骨下关节面 1/2 以上者；③外翻外旋型内踝撕脱骨折，尤其内踝有软组织嵌入；④胫骨下关节面前缘大骨折块；⑤后踝骨折手术复位失败者；⑥三踝骨折；⑦陈旧性骨折，继发创伤关节炎，影响功能者。

2）手术原则：①踝穴要求解剖对位；②内固定必须坚强，以便早期功能锻炼；③须彻底清除关节内骨与软骨碎片；④手术应尽早施行。

3）对不同部位骨折采用的方法。①内踝撕脱骨折：用螺丝钉固定即可，如螺丝钉达不到固定要求，可用克氏针与钢丝行“8”字张力带加压固定。②外踝骨折：可用螺丝钉固定，如腓骨骨折面高于下胫腓联合以及骨折面呈斜行者，可用钢板或加压钢板固定。③后踝骨折波及胫骨下端关节面的 1/4 或 1/3，手法复位较为困难且不稳定，一般应开放复位，螺丝钉内固定。④Dupuytren 骨折：可横行固定下胫腓关节，并同时修补三角韧带。

第五节　化脓性骨髓炎

化脓性骨髓炎病因为化脓性细菌感染，它涉及骨、骨间质、骨松质与骨髓组织。感染途径有三：①身体其他部位的化脓性病灶中的细菌经血液循环播散至骨骼，称血源性骨髓炎；②开放性骨折发生了感染，或骨折手术后出现感染，称为创伤后骨髓炎；③邻近软组织感染直接蔓延至骨骼，称为外来性骨髓炎。

一、急性血源性骨髓炎

【概述】

本病系身体其他部位的感染性病灶中的致病菌经过血源性播散所致，溶血性金黄色葡萄球菌是最常见的致病菌，乙型链球菌占第 2 位。长骨干骺端多为好发部位。

【病理】

早期为骨质破坏与死骨形成，后期有新生骨，成为骨性包壳。

【临床表现】

儿童多见，以胫骨上段和股骨下段最多见，发病前往往有外伤病史。

起病急骤，有寒战，继而高热至 39 ℃以上，有明显的毒血症症状，重者有昏迷与感染性休克。早期只有患区剧痛，肢体半屈曲状，有局限性压痛，肿胀并不明显。数天后压痛更为明显，说明该处已形成骨膜下脓肿。脓肿穿破后成为软组织深部脓肿，此时疼痛反可减轻，但局部红、肿、热、压痛都更为明显。脓液沿着髓腔播散，则疼痛与肿胀范围更为严重，整个骨干都存在着骨破坏后，有发生病理性骨折的可能。

急性骨髓炎的自然病程可以维持 3~4 周。脓肿穿破后疼痛即刻缓解，体温逐渐下降，脓肿穿破后形成窦道，病变转入慢性阶段。

【辅助检查】

1. 白细胞计数增高　一般在 $10×10^9$ 以上，中性粒细胞可占 90%以上。

2. 血培养　在寒战高热期抽血培养或初诊时每隔 2 h 抽血培养 1 次，共 3 次，可以提高血培养阳性率。所获致病菌均应做药物敏感试验。

3. 局部脓肿分层穿刺　用有内芯的穿刺针在压痛最明显的干骺端刺入，边抽吸边深入，抽出混浊液体或血性液可做涂片与细菌培养，涂片中发现多是脓细胞或细菌即可明确诊断。

4. X 线检查　起病后 14 d 内的 X 线检查往往无异常发现，早期的 X 线表现为层状骨膜反应与干骺端骨质稀疏。后期干骺区可有散在性虫蛀样骨破坏、死骨形成等。少数病例有病理性骨折。

5. CT 检查　可以提前发现骨膜下脓肿。

6. 核素骨显像　一般于发病后 48 h 即可有阳性结果，但不能作出定性诊断。

7. MRI 检查　具有早期诊断价值。

【诊断】

诊断宜早，凡有下列表现均应想到有急性骨髓炎的可能：①急骤的高热与毒血症表现；②长骨干骺端疼痛剧烈而不愿活动肢体；③该部位有一个明显的压痛区；④白细胞计数和中性粒细胞增高。MRI 检查具有早期诊断价值，不能以 X 线检查结果作为早期诊断依据。

病因诊断在于获得致病菌。血培养与分层穿刺液培养具有很大的价值，为了提高阳性率，须反复做血培养。

【鉴别诊断】

1. 蜂窝织炎和深部脓肿

（1）全身症状不同　急性骨髓炎毒血症症状重。

（2）部位不同　急性骨髓炎好发于干骺端，而蜂窝织炎与脓肿则不常见于此处。

（3）体征不一样　急性骨髓炎疼痛剧烈，但压痛部位深，表面红肿不明显，出现症状与体征分离现象。而软组织感染则局部炎性表现明显。如果鉴别困难，可做 MRI 检查。

2. 风湿病与化脓性关节炎　特别是儿童类风湿性关节炎，也可以有高热。儿童类风湿性关节炎发热常与一过性斑丘疹和多形红斑同时发生和消退，且肝、脾、淋巴结多肿大。

3. 骨肉瘤和尤因肉瘤　起病不会急骤，部位以骨干居多数，特别是尤因肉瘤，早期不会妨碍邻近关节活动，并可能摸到肿块。必要时须做组织检查。

【治疗】

治疗目的应该是中断骨髓炎由急性期向慢性阶段的演变，早期诊断与治疗是关键。

1. 抗生素治疗　对疑有骨髓炎的病例应早期联合使用足量抗生素治疗，待检出致病菌后再予以调整。近年来，由于耐药菌株日渐增多，因此选择合适时期进行手术很有必要。

2. 手术治疗　手术目的：①引流脓液，减少毒血症症状；②阻止急性骨髓炎转变为慢性骨髓炎。手术宜早，最好在抗生素治疗后 48～72 h 仍不能控制局部症状时进行手术，延迟的手术只能达到引流的目的，不能阻止急性骨髓炎向慢性阶段演变。

手术有钻孔引流或开窗减压两种。伤口可行闭式灌洗引流，待体温下降，引流液连续3次培养阴性即可拔除引流管。

3. 全身辅助治疗　高热时降温、补液、补充热量。亦可输少量新鲜血。

4. 局部辅助治疗　肢体可做皮肤牵引或石膏托固定，可以起到止痛、防止关节挛缩畸形、病理性骨折等目的。

二、化脓性脊椎炎

化脓性脊椎炎比较少见。临床上有两种类型，一种为椎体化脓性骨髓炎，另一种为椎间隙感染。

1. 椎体化脓性骨髓炎　致病菌以金黄色葡萄球菌最为多见，主要通过血液途径播散。本病多见于成人，以腰椎最为常见，病变多数局限于椎体。

椎体化脓性骨髓炎起病常急骤，毒血症症状明显。腰背痛或颈背痛明显，不能翻身或转颈。椎旁肌肉痉挛明显，并有叩击痛。早期X线检查往往无异常发现。至少在1个月后才出现椎体内虫蚀状破坏，发展迅速者可见椎旁脓肿、硬化骨形成。最后形成骨桥或椎体间骨性融合。CT与MRI检查可以提前发现椎体内破坏灶与椎旁脓肿。

治疗上必须使用足量、有效的抗生素，血培养可以帮助检出致病菌与挑选合适的抗生素。大型的椎旁脓肿必须引流。睡石膏床可以缓解疼痛并有利于组织修复。

2. 椎间隙感染　致病菌以金黄色葡萄球菌与白色葡萄球菌最为常见。细菌进入椎间隙的途径有两种：①经手术器械的污染直接带入椎间隙，如椎间盘手术后感染；②经血液途径播散。

因手术污染所致的椎间隙感染起病或急骤或缓慢。由溶血性金黄色葡萄球菌所致的感染往往起病急骤，有寒战与高热，腰背痛加剧，并有明显的神经根刺激症状，患者因剧烈疼痛而不敢翻身，轻微的震动都可以触发抽搐状疼痛而大叫。患者往往因疼痛剧烈而拒绝做任何检查。血沉增快为早期表现，在发热期白细胞计数可增高，治疗以非手术疗法为主，选用足量抗生素与全身支持疗法。手术仅适用于保守治疗无效和已出现截瘫的患者。手术方法有椎体切除减压术和病灶清除术等。

三、慢性血源性骨髓炎

【概述】

急性血源性骨髓炎转入慢性阶段的原因：①急性感染期未能彻底控制，反复发作演变成慢性骨髓炎；②系低毒性细菌感染，在发病时即表现为慢性骨髓炎。

【病理】

急性期如果修复不彻底便会演变成慢性骨髓炎。主要表现为死骨、无效腔、骨性包壳和经久不愈的窦道。

细菌学：以金黄色葡萄球菌为主，然而绝大部分病例为多种细菌混合感染。

【临床表现】

在病变不活动阶段可以无症状，骨骼变形、皮肤皮薄有多处瘢痕，稍有破损即引起经久不愈的溃疡。或有窦道口，长期流脓不愈。因肌肉的纤维化可以产生关节挛缩。急性感染发作表现为有疼痛、表面皮肤转为红、肿、热及压痛。体温可升高 1~2 ℃。原已闭塞的窦道口可开放，排出多量脓液，有时掉出死骨。在死骨排出后窦道口自动封闭，炎症逐渐消退。急性发作约数月、数年 1 次。由于体质不好或身体抵抗力低下情况下可以诱发急性发作。儿童往往因骨骺破坏而影响骨骼生长发育，肢体出现缩短畸形。偶有发生病理性骨折。

放射学变化：早期阶段有虫蛀状骨破坏与骨质稀疏，并逐渐出现硬化区。骨膜掀起并有新生骨形成，骨膜反应为层状，部分呈三角状，状如骨肿瘤。新生骨逐渐变厚和致密。在 X 线片上死骨表现为完全孤立的骨片，没有骨小梁结构，浓白致密，边缘不规则，周围有空隙。CT 片可以显示出脓腔与小型死骨。

【诊断】

根据病史和临床表现，诊断不难。特别是有经窦道排出过死骨，诊断更易。摄 X 线片可以证实有无死骨，了解形状、数量、大小和部位，以及附近包壳生长情况。骨质浓白难以显示死骨者可做 CT 检查。

【治疗】

以手术治疗为主，原则是清除死骨、炎性肉芽组织和消灭无效腔，称为病灶清除术。

1. 手术指征　有死骨形成，有无效腔及窦道流脓者均应手术治疗。

2. 手术禁忌证

（1）慢性骨髓炎急性发作时不宜做病灶清除术，应以抗生素治疗为主，积脓时宜切开引流。

（2）大块死骨形成而包壳尚未充分生成者，过早取掉大块死骨会造成长段骨缺损，该类病例不宜手术取出死骨，须待包壳生成后再手术。但近来已有在感染环境下植骨成功的报告，因此可视为相对性禁忌证。

【手术方法】

手术前须取窦道溢液做细菌培养和药物敏感试验，最好在术前 2 d 即开始应用抗生素，使手术部位组织有足够的抗生素浓度。每个病例施行手术后必须解决下列 3 个问题：①清除病灶；②消灭无效腔；③伤口的闭合。

1. 清除病灶　在骨壳上开洞，进入病灶，吸出脓液，清除死骨与炎性肉芽组织。病灶清除是否彻底是决定术后窦道能否闭合的关键。

不重要部位的慢性骨髓炎，如腓骨、肋骨、髂骨翼等处，可将病骨整段切除，一期缝合伤口。部分病例病程久、已有窦道口皮肤癌变，或足部广泛骨髓炎骨质损毁严重不可能彻底清除病灶者，可施行截肢术。

2. 消灭无效腔方法

（1）碟形手术在清除病灶后再用骨刀将骨腔边缘削去一部分，使成平坦的碟状，以容周围软组织贴近而消灭无效腔。本法适用于无效腔不大，削去骨量不多的病例。

（2）肌瓣填塞。

（3）闭式灌洗持续时间一般为 2~4 周，待吸引液转为清晰时即刻停止灌洗并拔管。

3. 伤口的闭合　伤口应该一期缝合，并留置负压吸引管。周围软组织缺少不能缝合时，可任其敞开，骨腔内填充凡士林纱布或碘伏纱条，包管形石膏，开洞换药。让肉芽组织慢慢生长填满伤口以达到二期愈合，称为 orr 疗法。

伤口不能闭合，窦道不能消灭的主要原因是病灶清除不彻底与不能消灭无效腔。

四、局限性骨脓肿

【概述】

局限性骨脓肿，又名 Brodie 脓肿。通常发生于长骨的干骺端，多见于胫骨、股骨与肱骨。产生 Brodie 脓肿的主要原因是细菌的毒力不大和患者的抵抗力较高。患者通常无急性血源性骨髓炎的病史，病程往往迁徙性，当劳累或轻微外伤后局部有疼痛及皮温升高，罕见有皮肤发红，使用抗生素后炎症表现迅速消退。

【辅助检查】

X 线片表现为干骺端囊性病变，周围有硬化骨区。须与骨囊肿鉴别。骨囊肿周围只有薄层成带状硬化骨。

【治疗】

治疗上偶有发作时可以使用抗生素。反复急性发作的需手术治疗。手术时间为两次急性发作的间歇期。手术方法为彻底刮除病灶内炎性组织，取自体松质骨植骨。

五、硬化性骨髓炎

【概述】

硬化性骨髓炎又名 Garre 骨髓炎。病因尚未完全确定，一般认为是骨组织低毒性感染，有强烈的成骨反应。本病多发生在长管状骨骨干，以胫骨为好发部位。

【临床表现】

硬化性骨髓炎起病时为慢性病程，局部常有疼痛及皮肤温度高，少有红肿。使用抗生素后症状可以缓解。多次发作后可以摸到骨干增粗。

【辅助检查】

X 线片上可以看到多量骨密质增生。分层摄片与 CT 检查可以探查出普通 X 线片难以辨出的小透亮区。

【治疗】

治疗上使用抗生素可以缓解急性发作所致的疼痛。部分患者抗生素难以奏效而需手术治疗。手术方法主要有：①凿开增厚的骨密质，找到小脓腔，将其中炎性肉芽组织及脓液清除后疼痛可望立即缓解；②找不到脓腔的可在骨密质上开一个窗，一期缝合皮肤，使骨髓腔内有张力的渗液引流至软组织内，疼痛亦可解除。

六、创伤后骨髓炎

创伤后骨髓炎最常见原因是开放性骨折术后感染，其次为骨折切开复位或其他骨关节手术后出现感染。创伤后骨髓炎可为急性或慢性，病变都在骨折端附近。急性期的感染以髓腔内感染最为严重，有高热、寒战等毒血症症状，与急性血源性骨髓炎相似。

治疗原则：①急性期立即敞开创口引流。②全身性联合使用敏感抗生素。③分次清创，清除创口内异物、坏死组织与游离碎骨片。④用管形石膏固定，开洞换药；或用外固定支架固定，以便换药。⑤慢性期骨外露者可在骨密质上钻洞，使洞内生长肉芽组织，覆盖骨面，然后植皮。⑥有骨缺损者一般于伤口愈合后 6 个月内没有复发才可手术植骨；也可在抗生素保护下提前移植自体骨。⑦开放性骨折有大段骨坏死者，在取出坏死骨段后必须在短期内安装上外固定器，以防肢体出现短缩，并在合适的时间内做植骨术。

第六节 骨的瘤样病损

一、骨囊肿

【概述】

骨囊肿也称孤立性骨囊肿，是骨内形成的充满浆液成分的囊性病变，多见于青少年，以肱骨和股骨近侧干骺端多见。骨囊肿多无明显症状，患者常因病理性骨折而就诊，治疗方法很多，有手术疗法、局部注射类固醇方法等，复发率较高，但恶性变者罕见。

【发病年龄与部位】

骨囊肿多发生于儿童及青少年，成人少见。男女之比约为 3∶1。80%发生在 3~14 岁的儿童。一般为单发。发病部位以长管状骨干骺端最多见，肱骨和股骨近端为好发部位。约 55%在肱骨近端，25%在股骨近端，其他部位如股骨远端、胫骨近端、桡骨远端、跟骨、肋骨，少数见于骶骨、耻骨和坐骨、髂骨。

【临床表现】

患者多无明显的症状，个别病例于劳累后感到轻微疼痛，休息后好转，病变在浅表部位可扪及一骨性隆起，局部可有或无压痛，因此，常被忽略。多数病例当发生病理性骨折时才被发现。

【X 线检查】

位于长管状骨的 X 线表现，在干骺端或骨干髓腔中心，有一个均匀的圆形或椭圆形，边界清楚的，骨皮质变薄甚至局部骨皮质完全消失，向外膨胀的透亮区，无骨膜反应。囊肿骨折后囊腔内可出现不规则骨化阴影。骨折愈合后囊腔内出现不规则骨嵴。囊肿骨折可致游离骨片落入囊内，称之为落叶症，约 10%的病例有此表现。此征有助于骨囊肿与动脉瘤样骨囊肿、纤维性异样增殖症、巨细胞瘤的鉴别。非长管状骨骨囊肿一般表现为具有圆形或椭圆形的边缘硬化的透亮区。

【诊断与鉴别诊断】

1. 诊断　典型的骨囊肿诊断并不困难。儿童期突然发生病理性骨折，病变部位多在长骨的干骺端，结合 X 线表现可以诊断。必要时可进行穿刺，若抽出液体为褐黄色清亮液体可诊断为骨囊肿。

2. 鉴别诊断　应考虑以下疾病：

（1）单发性纤维异样增殖症　病变范围较广泛，多为偏心性扩张，X 线表现病变为磨砂玻璃状阴影。

（2）动脉瘤样骨囊肿　多系偏心性膨胀，一侧皮质变薄，囊肿范围较大，发生病理性骨折时无落叶征，整个阴影呈肥皂泡沫状。穿刺常可获得多量血性液。

（3）骨巨细胞瘤　多见于 20~40 岁的成年人，好发于长管状骨的骨端，病变呈多囊状或泡沫状，偏心性和膨胀性明显。股骨上端骨巨细胞瘤与骨囊肿须仔细鉴别。

（4）骨嗜酸性肉芽肿　发生于长管状骨病变，位于骨干或干骺端，骨膜反应明显。疼痛症状重。白细胞计数和嗜酸性粒细胞增多。显微镜下可见大量嗜酸性粒细胞。

（5）内生软骨瘤　好发于手、足短管状骨的骨干，软骨瘤内有点状钙化灶。

（6）软骨黏液样纤维瘤　多发生在大龄儿童或青少年，位于长管状骨干骺端，偏心性的膨胀性病变，骨膜反应可描出肿瘤的外缘，同时有硬化骨可描出内侧轮廓。

【治疗与预后】

骨囊肿一般不会自愈，但在病理性骨折后其自愈率可达 15%。因此，一般均等骨折愈合后，若骨囊肿未愈时再考虑手术治疗。对囊腔大、有畸形的病例，则应采取积极手术的态度。

骨囊肿的治疗方法很多，刮除植骨法是最适当的手术，可植自体骨或同种异体骨，但由于刮除不易彻底，故术后复发率高。为降低复发率，许多医生采用了不同的方法：将囊肿膜刮除后，压碎骨壳再移植大块骨法；大部截除，仅保留一侧骨壳，然后作植骨法；骨膜下囊肿截除植骨法。近年来很多医生采用囊腔注射激素治疗骨囊肿的方法，获得了一定的疗效。具体方法是先抽出囊内液体，然后注入生理盐水反复冲洗，最后注入氢化可的松等皮质激素。注入后 2~3 个月出现修复现象，需 2~3 年才能完全修复。骨囊肿及成年人骨囊肿对局部类固醇治疗无反应者，可行手术治疗。

二、动脉瘤样骨囊肿

【概述】

动脉瘤样骨囊肿是一种孤立性、膨胀性、出血性、多房性的类肿瘤疾患；多发生于青少年，以四肢长骨为好发部位，病因不明；最易发病的年龄组为 10~20 岁；长见于四肢的长管骨的骨干和干骺端，占 50%，有 20%~30%发生于脊柱。常见发病部位包括：下肢长管骨、脊柱、上肢长管骨、锁骨、手足短管状骨、距骨及颜面骨。

【临床表现】

动脉瘤样骨囊肿主要临床特征为进行性局部疼痛和肿胀。多数患者往往开始在肢体上发现一深在的肿块，伴有轻度疼痛，发展可很快，也可缓慢。约 1/3 的患者症状出现与创伤有关，病理性骨折少见，若发生病理性骨折，则出现明显疼痛，局部皮温常增高，有明显的压痛。邻近关节可因肿胀、疼痛出现活动受限，若膨胀性病变累及关节软骨时，则关节活动受限明显，关节腔积液。脊柱发生病变时疼痛明显，椎体和附件破坏、压缩而发生脊柱畸形，可出现脊髓压迫症状，甚至发生截瘫。动脉瘤样骨囊肿的临床症状和体征以及病程的变化可因其发展速度、病变部位和破坏程度而有所不同。

【X 线检查】

X 线片表现为膨胀而边界清楚的溶骨性改变，突出到病变内的骨性间隔构成多房腔的壁，是本肿瘤的特征表现。早期或溶骨期呈类圆形轻度膨胀骨质破坏，边缘大部分清楚，病变可在短期内进行性发展，可有轻度骨膜反应。膨胀期呈进行性扩大的骨质破坏，骨壳部分断缺，边缘清楚硬化，病灶内可见纤细条纹状或弓形骨骼。稳定期或成熟期骨壳较厚且不整，骨质反应增生明显，骨间隔粗细不均，出现多房腔性改变。愈合期或钙化骨化期呈进行性的钙化骨化，病变缩小，病区形成结构紊乱的致密骨块。

【诊断与鉴别诊断】

1. 诊断　动脉瘤样骨囊肿的诊断比较困难，要靠病史、体征、放射影像、术中所见和病理综合考虑才能确立。组织学诊断需要大块组织标本，因为其诊断依靠病变的全面观，以与其他疾患的囊性出血相鉴别，同时还应排除恶性病变的存在。

2. 鉴别诊断　须与动脉瘤样骨囊肿相鉴别的病变有：寒性脓肿、骨母细胞瘤、骨囊肿、软骨黏液样纤维瘤、骨巨细胞瘤、甲状旁腺功能亢进性棕色瘤、纤维异样增殖症、软骨母细胞瘤、血管内皮瘤、出血性骨肉瘤及其他溶骨性恶性肿瘤。当然也应注意到原始骨病变同时存在的可能。

【治疗与预后】

动脉瘤样骨囊肿以手术治疗为主，一般可行局部刮除和植骨，但复发率较高（20%～60%），其主要原因是手术不易彻底。局部大块切除或段截法，操作和术后处理比较复杂，术后需要骨移植，但这种方法治疗比较彻底，复发率较低。

对脊柱、骨盆及股骨近端的病变，应用选择性血管栓塞可达到较好的效果。这种方法用于术前以减少术中出血，亦可为单独的治疗方法。

除手术以外，冷冻疗法和放疗也可以达到较好的治疗效果。放疗可使动脉瘤样骨囊肿停止生长，瘢痕形成，促进病变广泛骨化，适用于解剖复杂、手术不易彻底的部位（如脊柱）。而冷冻疗法灭活残存组织，然后再植骨，可减少复发率。

在极少数病例中，对某些骨破坏严重、反复复发，或手术、放疗都不能控制肢体出血等病例，必要时应考虑截肢治疗。

三、骨纤维异样增殖症

骨纤维异样增殖症又称骨纤维结构不良，是指发生于骨内纤维组织增殖的病变，是一良性类肿瘤疾患，可伴有皮肤色素沉着。病变多为单发，多发型有皮肤色素沉着，同时合并性早熟者，称为奥尔布赖特综合征。发病者多为儿童和青少年，大多数病例 10 岁左右出现骨骼畸形，有时因症状不明显，到成年或老年才被发现。男女发病率之比约为 1∶3，也有报道没有明显差异。奥尔布赖特综合征好发于女性，多发生于四肢长骨。下肢比上肢多见，肋骨也常见。髂骨与脊柱也可发病。单发性病变可发生在骨的任何部位。长管状骨、股骨、胫骨干骺端多见，扁平骨、肋骨和颅面骨多见。

【临床表现】

本病症状较轻，有或无轻微疼痛，病程较长，一般在 1 年左右，也有长达数年或数十年，患者多因无明显症状而忽视，到老年出现症状时发现此病。临床上将纤维异样增殖症分为 3 型：单发型、多发型、奥尔布赖特综合征型（内分泌紊乱型），其表现各有不同，但肿块、畸形、病理性骨折是其主要症状。

1. 单发性纤维异样增殖症　病变过程一般是良性的，单发于某一骨内，是 3 种类型中最多见的。长管状骨多见于股骨近端，其次为胫骨，病变常侵犯干骺端。扁平骨常见于肋骨、颅面骨。临床症状较轻，患者常感觉局部有不适感，酸胀、轻微疼痛，往往因局部肿胀或发生病理性骨折而就诊。

2. 多发性纤维异样增殖症　症状发生早，发生早晚与严重程度和病变范围相关。病变侵犯全身多数骨骼，常偏于一侧肢体，双侧受累时并不对称，并产生各种畸形。发生在股骨，因多次病理性骨折而产生畸形如髋内翻或成角，短肢畸形，产生跛行。发生在胫骨出现膝外翻或膝内翻。若发生在颅骨可出现眼球突出并向外下方移位，额部突出的特殊面容。

3. 奥尔布赖特综合征　绝大部分为女性，有三大特点。

（1）皮肤色素沉着斑　呈棕色或棕黄色，或呈典型的牛奶咖啡斑，是因皮肤基底细胞出现异常增多的色素形成。边缘不规则，界线欠清楚，大小不等，不隆起。色素斑的部位常位于背部、臀部及大腿等处，偏患侧常以中线为界。

（2）性早熟　多见于女性，婴幼儿时期即出现阴道不规则出血，但不是月经，第二性征提前出现，性器官提早发育，男性主要表现为生殖器增大。

（3）多发性纤维异样增殖的骨质改变　本病对骨骼发育有影响，故儿童期由于内分泌的改变，骨骺发育比正常儿童快，故身材略为高大，但因骨骺闭合比正常者稍早，于是成年后身高则比正常人略显矮小，再加脊柱有弯曲畸形和下肢畸形，则更显矮小。偶有智力减低，合并其他内分泌症状者很少。

【X线检查】

X线表现为模糊的髓腔内放射透明（低密度）区，常被形容为“磨砂玻璃状”，其中见不规则的骨纹理，骨质有不同程度的扩张，骨皮质变薄，病变区与正常骨质间界线明显，可看到反应性硬化缘带，不产生骨膜反应。病变部位在股骨颈或股骨上端可发生镰刀状变形。形容为“牧羊杖”畸形。脊柱的病变界线亦清楚，膨胀，X线有低密度区，其内部呈分隔状或条纹状，可因病理性骨折而塌陷。多发性纤维异样增殖性病变常侵犯数骨，并有侵犯邻近数骨的现象，如侵犯同侧的髂骨、股骨、胫骨及腓骨。髂骨的病变系溶骨性，呈较大的多囊状，其中可见骨纹理，有不同程度的骨质膨胀。四肢长骨的病变常累及骨的全部，髓腔宽窄不均，其增宽处骨皮质变薄并扩张，髓腔内纹理消失，呈磨砂玻璃状，有的部位骨质高度膨胀，其中有囊状表现，常发生病理性骨折。颅骨病变中，颅底骨质致密，枕、颞骨变形，呈致密与疏松相混的阴影。

【诊断与鉴别诊断】

单发性纤维异样增殖症诊断较困难，须与许多疾病相鉴别，如骨囊肿、动脉瘤样骨囊肿、嗜伊红肉芽肿、骨巨细胞瘤、非骨化性纤维瘤、软骨瘤、骨母细胞瘤等。有的病例镜下鉴别诊断也有困难。

1. 软骨瘤　鉴别该肿瘤，有些因其溶骨性病灶常含有一些不透X线的薄翳样影像表现，而且在其软骨样组织中有与纤维异样增殖症相近的组织学表现，纤维异样增殖症的影像比起软骨瘤皮质更纤细，病灶弥漫，组织学上有不同的表现，在纤维异样增殖症的软骨瘤周边有典型的纤维骨化组织。

2. 骨囊肿　对于肱骨近端、肱骨干、股骨近端、髂骨翼的溶骨明显的病灶应与骨囊肿相鉴别。手术中如果纤维组织少，囊腔含液体时，可进一步确定为骨囊肿；组织学上，表现为有松散的水肿或黏液样纤维组织，并有囊性结构和少量骨小梁。

3. 成骨细胞瘤　如果溶骨病灶边界清楚，并有边界不清的致密区，组织学上，含有新形成的骨小梁富含细胞的结缔组织时，应鉴别骨母细胞瘤。两者的鉴别，组织学不同是关键，成骨细胞瘤没有纤维性基质，有丰富的新形成的不成熟骨，周围分布大量成骨细胞，组织内富含血管。

4. 多发性纤维异样增殖症　须与甲状旁腺功能亢进产生的多发性纤维囊性骨炎鉴别，多发纤维囊性骨炎多见于成年人或老年人，疼痛较重，血钙高，血磷低，碱性磷酸酶高，多发型还须与多发性软骨瘤相鉴别。

5. 奥尔布赖特综合征　应与神经纤维瘤病鉴别，奥尔布赖特往往有家族史，亦有色素沉着斑，还可有增生性疣、皮下结节、广泛软组织增生，以及各种骨骼畸形表现，但无性早熟现象。

【治疗与预后】

本病目前尚无特效疗法，大多数单发性纤维异样增殖症无症状者多不需治疗，只需观察，预防病理性骨折的发生。外科治疗适应证取决于 3 个因素，即症状和体征、年龄和结构不良的范围。儿童最好只行有限的治疗，成人有症状者可行手术治疗。单发型手术治疗方法有：刮除、刮除植骨内固定、切除、截除、刮除后采用冷冻外科治疗等，单纯刮除或刮除植骨容易复发，主要原因是因病变清除不彻底而致。局部病灶大块切除，用腓骨或胫骨支持植骨效果较好。

多发性纤维异样增殖症者不宜施行手术，应保护患肢，预防畸形发展，防止病理性骨折的发生。多发型有症状的部位，畸形严重，影响肢体功能者，可采用手术治疗。可行刮除植骨内固定或截骨矫形时同时采用刮除植骨内固定。

对于脊椎纤维异样增殖症，症状重者，或发生病理性骨折有脊髓受压者可手术治疗，多采用病灶刮除、植骨。手术使脊柱结构不稳定时，则须行融合术。

放射治疗对纤维异样增殖症无效，反可引起恶变，多为纤维肉瘤、骨肉瘤。纤维异样增殖症不经放射治疗也可发生恶变，多发型明显高于单发型，预后很差，恶变率为 2% 左右。

奥尔布赖特综合征者，可因其他系统并发症于早年死亡。

预后在 10~12 岁后，可以准确评估，而儿童期结构不良的病程不可预测。成人后，病变不再进展，至少发展缓慢。局限性病变，预后最好，除非有恶变的危险，但一般罕见。

四、组织细胞增生症

【概述】

组织细胞增生症是以肉芽组织为特征的一组综合征，其中包括：骨嗜酸性肉芽肿，韩-薛-柯综合征和勒-雪综合征。

1. 勒-雪综合征　本综合征为急性或亚急性播散进展型组织细胞增生症，特点是患儿在1岁以内发病。内脏受累广泛而严重。临床表现有高热和因骨髓功能衰竭而并发的严重感染。患儿有明显肝、脾大和淋巴结肿胀。肺广泛浸润而在胸部X线片上显示肺叶普遍颗粒样阴影。X线片可见骨的穿凿状改变。有的病例无骨改变，但活检可见骨髓内有广泛浸润。过去认为本病无治愈的可能，致死原因为骨髓衰竭、窒息或败血症。近年来，经验证明恰当治疗有些病例可得救。治疗方案包括：泼尼松退热，减轻肝、脾肿大和淋巴结肿胀并能缓解症状。化疗可控制恶性组织细胞的增生，其中以长春碱效果最好。大剂量放疗可能对骨病变有效。此外，应选择适宜的抗生素控制感染。

2. 韩-薛-柯综合征　本病为组织细胞增生症的慢性型，除有骨病变外波及内脏较轻。发病年龄多在2~3岁。每个患儿表现轻重不一。有骨缺损、眼球突出和尿崩症三联征的只占全部病例的10%。治疗可采用小剂量放疗和皮质酮结合，后者最好直接注入骨病变内。偶需手术刮除，可短期用皮质酮口服和长春碱治疗。

3. 骨嗜酸性肉芽肿　本病为骨内单发或多发组织细胞增生，无皮肤、肺和其他骨外损害，属良性病变。

【发病年龄和部位】

男孩多见，男女之比为2∶1。大约2/3的病例在20岁以内发病，5~10岁为发病高峰。颅骨最为多见，其次为股骨，两者约为全部病例的2/5。骨的多发损害也以颅骨和股骨为最多见。其次为骨盆和肋骨，各占10%。波及椎体，形成扁平椎的约占7%，很少见于跗骨及腕骨。

【临床表现】

患者在近数周或数月来有局限性疼痛及压痛。病变表浅的可触及软组织肿物。股骨或胫骨的病变可有该下肢肌肉萎缩和跛行。肿物增大后可并发病理性骨折和局部疼痛加剧。

【X线检查】

X线片上显示进展快的溶骨性穿凿样破坏，无骨内、外膜反应。颅骨上的破坏形态不一，称地图颅。此种现象为骨嗜酸性肉芽肿特有，凭此可作诊断。颅骨破坏区内有时见纽扣状阴影。

扁平骨多不见骨膜反应。脊柱的骨嗜酸性肉芽肿常表现为扁平椎，多见于胸椎，其次为腰椎，椎体病变的X线特点，最初只是溶骨改变并无塌陷，随后发生压缩性骨折，程度不同可部分塌陷或完全塌陷。严重的扁平椎只呈一条白线，1~2 mm厚，称银圆征。长管状骨的破坏始于骨髓。病变初期只显局部骨质疏松，稍后在骨干或干骺端出现边缘不整的破坏区并有骨内溶蚀。髓腔稀疏可伴有骨的膨胀。不久即有局限性骨皮质破坏，X线片上可见局部软组织肿胀。凡骨破坏较慢的，可见局部有骨膜反应和骨膜下新骨形成，即洋葱皮样改变。

【诊断与鉴别诊断】

1. 诊断　经皮穿刺针吸活体可做细胞学诊断，简单快捷，X线和CT可确定病变位置。

2. 鉴别诊断　应考虑骨髓炎、尤因肉瘤、恶性淋巴瘤、骨肉瘤、转移癌和动脉瘤样骨囊肿等。化脓性骨髓炎可从病变部位抽出脓液；涂片中可见大量中性粒细胞；培养可得致病菌。组织学检查可使本病与尤因肉瘤、淋巴瘤、成骨肉瘤鉴别。

【治疗和预后】

骨嗜酸性肉芽肿为良性病变，偶可自愈。治疗目的是制止病变生长，促进愈合，缓解疼痛和预防并发症。治疗的方式包括骨病变内注射皮质醇、刮除或附加植骨，预防肢体变形和骨折。选择治疗方法取决于病变的部位和范围，患者年龄和病变所处的阶段。不论采用何种治疗，预后均佳。

1. 穿刺给药治疗　经皮向骨病变内注射甲泼尼松龙丁二酸钠方法系1980年由Cohen首先报道。本药对病变细胞有直接抑制作用或对细胞内抗原有拮抗的功效。但其真正的治疗机制尚不十分明了。

2. 手术刮除　注射疗法失败或需手术活检的病例适于手术刮除病变。手术同时行自体植骨可防止病理性骨折。

3. 放疗　本病对放疗非常敏感，小剂量（3~6Gy）即可治愈；但对长管状骨的良性病变日后可能因此而恶变，故不宜推广。

第七节　骨科常见疾病影像学诊断

一、化脓性关节炎

【概述】

化脓性关节炎是一种由化脓性细菌直接感染，并引起关节破坏及功能丧失的关节炎，又称细菌性关节炎或败血症性关节炎。任何年龄均可发病，但好发于儿童、老年体弱和慢性关节疾患者，男性居多，男女之比为2~3：1。

致病菌进入关节内的途径：①血行感染；②附近软组织炎症或骨髓炎的蔓延；③创伤或穿刺直接感染。病变可以累及任何关节，但以承重的大关节，如膝关节和髋关节较多见。化脓性关节炎多为单关节发病。

致病菌进入关节首先引起滑膜充血、水肿、白细胞浸润和关节浆液渗出。以后，滑膜坏死，关节腔内为脓性渗液。白细胞分解释放出大量蛋白酶，它能溶解软骨和软骨下骨质。愈合期，关节腔形成肉芽组织，最后发生纤维化或骨化，使关节形成纤维性强直或骨性强直。

【临床表现】

发病急，全身症状重，出现高热、寒战甚至脓毒败血症。局部表现为红、肿、热痛及关节功能障碍。白细胞总数升高，核左移，血沉加快，关节抽液可见脓细胞。

【影像学表现】

1. X线表现

（1）早期　关节肿胀，皮下脂肪层内出现粗大网状结构，软组织密度增高，层次模糊，部分病例发生半脱位或脱位。

（2）进展期　表现为关节间隙变窄，关节面骨破坏，严重者可出现骨端缺损及干骺端骨髓炎，破坏区边缘模糊。

（3）恢复期　出现纤维性和骨性强直，而以骨性强直为多见。骨髓炎或创伤引起的化脓性关节炎，可以看到骨折、异物存留、骨质增生及死骨。

2. CT表现　早期关节周围软组织肿胀，密度轻度减低，关节囊内有不等量的低密度积液。增强扫描肿胀的软组织强化不明显，关节滑膜组织可呈线样强化。当病变破坏关节软骨后，关节间隙变窄，继而出现骨性关节面及相邻骨质侵蚀破坏和周围不规则硬化，以关节承重区明显。

3. MRI表现　早期，关节呈浆液性渗出，MRI显示关节内长T_1和长T_2信号。继而，关节内脓液形成，由于蛋白含量增多，T_1WI显示略高信号，T_2WI呈均匀高信号。关节软骨信号减低，厚薄不均或不连续，软骨下骨性关节面低信号线模糊、中断，代之以不均匀高信号。

【分析诊断】

1. 诊断要点

（1）90%为单关节炎，成人多累及膝关节，儿童多累及髋关节，其次为踝、肘、腕和肩关节，手足小关节罕见。

（2）多数患者起病急骤，有畏寒、发热、乏力、食欲缺乏等全身中毒症状。关节红、肿、热、痛，压痛明显，活动受限。深部关节如髋关节感染时，局部肿胀、疼痛，但红热不明显。

（3）白细胞总数升高，中性粒细胞增多。血沉加快。血培养可阳性。

（4）关节滑液检查是诊断的关键，宜尽早进行。

①滑液为浆液性或脓性，白细胞总数常>50×10^9/L，甚至高达（100~200）$\times10^9$/L，中性粒细胞>80%；

②革兰染色可找到细菌。细菌培养阳性，同时做药敏试验。

（5）关节镜检查可直接观察关节腔结构，采取滑液或组织检查。

（6）结合影像学表现一般诊断不难。

2. 鉴别诊断　本病主要依靠临床表现、影像学表现进行诊断。关节内抽出脓性液体经镜检及细菌培养可确立诊断。应与关节结核鉴别，后者病程长，无急性症状及体征，关节边缘性侵蚀破坏和骨质疏松为其特征，晚期可出现纤维性强直，很少出现骨性强直。类风湿关节炎、血清阴性脊椎关节病等，因其多关节隐匿发病容易与本病鉴别。

二、关节结核

【概述】

关节结核多见于少年和儿童，大多累及一个持重的大关节，以髋关节和膝关节为常见，其次为肘、腕和踝。依据发病部位分为骨型关节结核和滑膜型关节结核。前者先为骺、干骺端结核，进而蔓延及关节，侵犯滑膜及关节软骨。后者是结核菌经血行先侵犯滑膜，病变往往持续数月至1年，再波及关节软骨及骨端。关节结核以骨性关节结核多见。在晚期，关节组织和骨质均有明显改变时，则无法分型，此时称为全关节结核。

【临床表现】

滑膜型关节结核早期滑膜病变以渗出性为主，滑膜明显肿胀充血，表面常覆盖纤维素性炎症渗出物或干酪样坏死物。晚期由于纤维组织增生而致滑膜增厚。关节积液增多，由混浊而变黄，因渗出液中缺少蛋白质溶解酶，关节软骨破坏出现较晚。病变进一步发展，滑膜肉芽组织先破坏关节软骨，继而软骨下骨质；亦可从关节囊附着部位，即关节非承重面，侵入骨内。沿关节软骨下蔓延，关节软骨被剥离，发生变性、坏死，甚至形成碎片游离，但破坏一般比较缓慢，可存在较长时间，故关节间隙变窄出现较晚，而且多不对称。

多数患者发病缓慢，症状轻微。摔伤或扭伤常为发病诱因。在活动期可有全身症状，如盗汗、低热、食欲减退、逐渐消瘦。关节肿痛，疼痛多为酸痛或胀痛，活动受限。

【影像学表现】

1. X 线表现

（1）骨性关节结核　以髋、肘常见。表现为在骨骺与干骺结合的基础上，又出现关节周围软组织肿胀，关节骨质破坏及关节间隙不对称狭窄等，容易诊断。

（2）滑膜性关节结核　多发病于膝和踝关节，髋、肘、腕关节亦常见。病变早期，因关节囊增厚、滑膜充血水肿及关节内稀薄脓液，表现为关节囊和软组织肿胀膨隆，密度增高，软组织层次模糊，关节间隙正常或稍增宽，邻关节骨质疏松。可持续几个月到 1 年以上。因 X 线表现无特点，诊断比较困难。

病变发展，首先在关节非承重面，亦即骨端的边缘部分出现虫蚀状或鼠咬状骨质破坏，边缘模糊，且关节上下边缘多对称受累。破坏范围扩大可向内侵犯关节面，使骨性关节面模糊不整，一般见不到死骨。

关节软骨破坏出现较晚，有时可因关节面破坏消失，反而使关节间隙增宽。待关节软骨破坏较多时，则关节间隙变窄，且多为非匀称性狭窄，此时可发生关节半脱位。

骨端骨质疏松明显，周围肌肉萎缩变细。关节周围软组织常形成冷性脓肿。若穿破皮肤则形成瘘管，亦可继发化脓性感染，引起骨质增生硬化，则 X 线表现变得不典型。

晚期，肉芽组织增生，病变修复，关节面及破坏边缘变清楚并可出现硬化；骨质疏松症骨纹非常清晰；关节软组织虽仍膨隆，但层次清楚。严重病例，病变愈合后产生关节强直，多为纤维性强直，即关节间隙变窄，但无骨小梁通过关节间隙。

2. CT 表现　早期关节软组织肿胀，关节囊内积液成水样密度，关节囊破坏，韧带附着点轻微骨缺损，边缘不清，周围有少量新生骨形成。晚期关节面骨质呈虫蚀样或囊状破坏，破坏区内可见小死骨。关节间隙不规则狭窄，部分病例出现关节脱位和半脱位。

3. MRI 表现　关节囊肿胀和积液，T_1WI 呈低信号，T_2WI 呈高信号。骨质破坏呈半圆形、圆形，边界模糊，T_1WI 呈低信号，T_2WI 和梯度回波呈高信号。

【分析诊断】

1. 诊断要点　有起病缓慢的关节肿胀、疼痛、跛行、肌肉萎缩症状，X 线特点在关节的非持重部位呈鼠咬状骨破坏，不伴有感染，无骨质增生样改变，一般确诊不难。

2. 鉴别诊断　应与下列疾病相鉴别：

（1）化脓性关节炎　起病急，症状体征明显且较严重。病变进展快，关节软骨较早破坏而出现关节间隙狭窄，常为匀称性狭窄。骨破坏发生在承重面，骨破坏同时多伴有增生硬化，骨质疏松不明显。最后多形成骨性强直。

（2）类风湿关节炎　骨破坏亦从关节边缘开始，骨质疏松明显与结核相似，但类风湿常对称性侵及多个关节，关节间隙变窄出现较早，且匀称性狭窄，然后再侵及骨性关节面。

（3）滑膜肉瘤　关节内软组织肿块，引起骨侵蚀和弥漫性破坏，CT 和 MRI 可清楚显示。

（4）血友病及其他出血性关节病　早期关节囊密度增高，关节间隙增宽；关节软骨破坏后出现关节间隙变窄，骨性关节面见囊状透亮区，有特殊病史及临床表现。

三、骨瘤

【概述】

骨瘤为发生于膜内化骨部位的良性骨肿瘤，以头面部多见，少数发生于四肢称为骨旁骨瘤，偶尔发生于软组织，称软组织骨瘤，多发性骨瘤合并肠道息肉者称为加德纳综合征。

【临床表现】

致密型骨瘤主要由成熟的板层骨构成，疏松型骨瘤由成熟的板层骨和编织骨构成。髓内骨瘤周围不见骨质破坏，而由正常骨小梁包绕。

骨瘤可发生于各个年龄组，其中以 11~30 岁最多，男性多于女性。骨瘤可在观察期内长期稳定不增大或缓慢增大。较小的骨瘤可无症状，较大者随部位不同可引起相应的压迫症状。

【影像学表现】

1. X 线表现　骨瘤好发于颅骨，其次为颌骨，多见于颅骨外板和鼻旁窦壁，也可见于软骨内成骨的骨，如股骨、胫骨和手足骨等。

（1）颅面骨骨瘤　一般为单发，少数为多发，可分为两型：①致密型，大多突出于骨表面，表现为半球状、分叶状边缘光滑的高密度影，内部骨结构均匀实密，基底与颅外板或骨皮质相连；②疏松型，较少见，可长得较大。自颅板呈半球状或扁平状向外突出，边缘光滑，密度似板障或呈磨玻璃样改变。起于板障者可见内外板分离，外板向外突出较明显，内板多有增厚。骨瘤突起时其表面的软组织也随之凸起，但不受侵蚀、不增厚。

（2）鼻窦骨瘤 位于鼻窦的骨瘤多为致密型，有蒂，常呈分叶状突出于鼻窦腔内，并可由一窦向其他窦腔生长。

（3）四肢骨骨瘤 多为致密型，突出于骨表面，基底部与骨皮质外表面相连，肿瘤表面光滑，突出于骨表面，基底部与骨皮质外表面相连，肿瘤表面光滑，邻近软组织除可受推移外无其他改变。

2. CT 表现 CT 所见与 X 线所见相同，发生于颅内板者可观察向颅内生长的情况，发生于鼻窦腔者观察与周围关系优于 X 线。

3. MRI 表现 致密型骨瘤在 T_1WI 和 T_2WI 上均呈边缘光滑的低信号或无信号影，其信号强度与邻近骨皮质一致，与宿主骨皮质间无间隙。邻近软组织信号正常。

四、骨折

【概述】

骨折是指骨的连续性中断，包括骨小梁和/或骨皮质的断裂。根据作用力的方式和骨本身的情况，骨折可分为创伤性骨折、疲劳骨折和病理骨折。儿童可以发生骺板骨折。根据骨折整复后是否再易发生移位分为稳定骨折和不稳定骨折。

【临床表现】

1. 创伤性骨折 本病都有明确的创伤史。直接暴力或间接暴力作用于骨骼，前者是主要原因。骨折局部肿瘤、变形、患肢缩短、保护性姿势及功能障碍等。活动患肢可听到或触之骨的摩擦音（感）。本病常合并局部软组织撕裂，有时出现相邻脏器或神经损伤。

2. 骨骺损伤 骨骺损伤一般采用 Salter-Harris 分型法，可分为 5 型。其中 IV 型损伤是指从干骺端至骨骺横跨骺板的断裂，其内血肿机化则形成纤维桥。纤维桥可进一步骨化形成骨桥。小的纤维桥或骨桥为一过性的，骺板生长将其逐渐推开，最后可完全恢复。较大的桥则影响发育，年龄越小影响越大，如其位于外侧则可形成外翻畸形，位于中央则干骺端呈杯口形，并伴肢体短缩。

3. 疲劳骨折 长期、反复的外力作用于骨，如集中于骨的某一部位，可逐渐发生慢性骨折，到临床诊断时骨痂已形成，称为疲劳骨折或应力骨折。好发于跖骨和胫腓骨，也见于肋骨、股骨干和股骨颈等处。

长途行军、跑步运动员与舞蹈演员常发生疲劳骨折。骨折起病缓慢，最初仅感局部疼痛，以后逐渐加重，影响功能。体检，局部可摸到固定骨性包块，压痛明显，无异常活动，表面软组织可有轻度肿胀。

4. 病理性骨折　由于先已存在骨的病变使其强度下降，即使轻微的外力也可引起骨折，称为病理性骨折。骨病变既可以是局限性病变，也可以是全身性病变。前者有肿瘤、肿瘤样病变、炎性病变；后者有骨质疏松、骨质软化和骨发育障碍（如成骨不全）等。

【影像学表现】

1. 创伤性骨折

（1）X 线表现

1）骨折类型：平片诊断骨折主要根据骨折线和骨折断端移位或断端成角。骨折线为锐利而透明的骨裂缝。成人的骨折多为骨的完全性中断，称为完全骨折。根据骨折线的形态又可分为横形骨折、斜形骨折和螺旋形骨折等；骨折断裂 3 块以上者称为粉碎性骨折；椎体骨折常表现为压缩骨折；颅骨骨折表现为塌陷、线形或星芒状骨折；而仅有部分骨皮质、骨小梁断裂时，称为不完全骨折，仅表现为骨皮质的皱褶、成角、凹折、裂痕或骨小梁中断；儿童青枝骨折也属于不完全骨折，常见于四肢长骨骨干，表现为骨皮质发生皱褶、凹陷或隆起而不见骨折线，似嫩枝折曲后的表现。

2）移位和成角：骨折断端移位有以下几种情况。①横向移位，为骨折远侧端向侧方向前后方移位；②断端嵌入，多半发生在长骨的干骺端或骨端，为较细的骨干断端嵌入较宽大的干骺端或骨端的骨松质内，应注意和断端重叠区别；③重叠移位，骨折断端发生完全性移位后，因肌肉收缩而导致断端重叠，肢体短缩；④分离移位，骨折断端间距离较大，多为软组织嵌入其间或牵引所致；⑤成角，远侧断端向某一方向倾斜，致使两断端中轴线交叉成角；⑥旋转移位，为远侧断端围绕骨纵轴向内或向外旋转。上述横向移位、纵向移位（分离和重叠）称为对位不良，成角称为对线不良。

3）骨折的诊断和复查：平片诊断首先要判断有无骨折，熟知正常解剖和先天变异非常重要，骨的滋养血管沟和骺软骨板需与骨折鉴别。确定骨折后要观察骨折移位情况，以骨折近侧端为基准叙述远侧端向何方移位；还要观察骨折断端的成角，长骨两断端成角的尖端所指的方向即为成角的方向，如向前、后、左、右成角等。骨折远侧端中轴线偏离近侧端轴线延长线的角度，是应矫正的角度。

骨折复位后首次复查，应着重注意骨折对位对线情况是否符合要求。以完全复位最理想，若多次整复会影响愈合。所以，只要不影响功能及外观，允许轻度移位存在，在对线正常情况下，对位达 2/3 以上者，即基本符合要求。不同部位要求也不同，主要考虑是否影响功能和外观。

骨折愈合的观察：骨折 1 周内形成的纤维骨痂及骨样骨痂 X 线不显示；2~3 周后，形成骨性骨痂，表现为断端外侧与骨干平行的梭形高密度影，为外骨痂。同时可见骨折线模糊，主要为内骨痂、环形骨痂和腔内骨痂的密度增高所致。如骨折部位无外骨膜或骨膜受损而不能启动骨外膜成骨活动，则仅见骨折线变模糊。骨松质如椎体、骨盆骨等骨折，也仅表现为骨折线变模糊。网织骨被成熟的板层骨所代替，X 线表现为骨痂体积逐渐变小、致密，边缘清楚，骨折线消失和断端间有骨小梁通过。骨折愈合后有一个逐渐塑形的过程，儿童骨折愈合后可看不到骨折的痕迹。

一般在骨折整复后 2~3 周需要平片复查骨折固定的位置和骨痂形成的情况。摄片时多应暂时去除固定物，以免影响对骨折部位的观察。

4）骨折的并发症和后遗症：

A. 延迟愈合或不愈合　骨折愈合时间与多种因素有关，所需时间相差较大，容易愈合的部位如锁骨，儿童在 1 周内就可以形成骨痂。骨折已半年以上，骨折断端仍有异常活动，X 线上无骨痂形成，骨折断端的髓腔已被浓密的硬化骨质封闭、变光滑，即为骨不愈合。延迟愈合或不愈合常见于股骨颈、胫骨下 1/3、舟骨、距骨和肱骨干骨折等。

B. 创伤后骨质疏松　骨折整复后，因疼痛长期不活动，可引起伤肢失用性骨质疏松，而骨质疏松可以延缓骨折的愈合。

C. 畸形愈合　由于整复固定不理想，骨折复位对位对线差，但骨折断端有骨痂形成。

D. 骨缺血性坏死　骨折所致供血血管断裂，没有建立侧支循环，则可引起骨的缺血性坏死。常见于股骨颈、距骨、腕舟骨和月骨骨折。

E. 创伤性骨关节病　由于骨折致使关节软骨和软骨下骨质受力发生了改变，并进一步破坏关节软骨和软骨下骨质，形成创伤性骨关节病。

F. 骨化性肌炎　骨折后周围软组织内的血肿处理不当就可经机化而骨化，X 线示软组织钙化影。

G. 骨、关节感染　多因开放性骨折的伤口没有处理好，形成骨髓炎，已较少见。

H. 神经、血管损伤　骨折常伴随相邻的神经和血管损伤。

（2）CT 表现　可发现平片上不能发现的隐匿骨折。对于结构复杂和有骨性重叠部位的骨折，CT 经平片能更精确显示骨折移位情况。但当骨折线与 CT 扫描平面平行时，则可能漏掉骨折，因此不能单凭 CT 就排除骨折，一定要结合平片。不易观察骨折的整体情况也是其缺点，但三维重建可以全面直观地了解骨折情况。

（3）MRI 表现　比 CT 更敏感地发现隐匿骨折、能清晰地显示骨挫伤、软组织及脊髓的损伤。显示有结构重叠部位骨折的关系不如 CT。骨折在 T_1WI 上表现为线样低信号影，与骨髓的高信号形成明显的对比，T_2WI 上为高信号影，代表水肿或肉芽组织；由于骨折断端间出血的时间及肉芽组织形成与演变的不同也可表现为多种信号。

2. 骨骺损伤

（1）X 线表现　根据骨骺的移位、骺板增宽及临床钙化带变模糊或消失等改变，大多数骨骺损伤可由 X 线平片做出诊断。但平片不能显示无移位的骨折及二次骨化中心骨化之前遗骺的损伤。

（2）CT 表现　可用于显示平片上有其他结构重叠的骨折移位情况；如扫描平面与骺板垂直，则 CT 可比平片更清晰地显示骺板的骨折。

（3）MRI 表现　显示损伤全貌更精确，主要用于临床高度怀疑而 X 线平片阴性的病例。而 MRI 显示骺板的纤维桥和骨桥最佳。它可直接显示骨骺软骨的损伤。T_2WI 显示骺板较好，骺板表现为高信号，与周围低信号的骨形成明显对比。骺板急性断裂表现为局灶线性低信号影。干骺端及二次骨化中心骨折则在 T_1WI 上为线形低信号影，在 T_2WI 上为高信号影。而骺板纤维桥和骨骺桥表现为横跨骺板连接干骺端和骨骺的低信号区。

3. 疲劳骨折　发病 1~2 周内 X 线检查可无所发现，有时仔细观察可见到压痛部位有一骨裂隙，横行而无移位。发病 3~4 周后，骨折线周围已有梭形骨痂包围。骨折线的特点是横形的，常见于一侧骨皮质，周围有明显不规则硬化，有时需要摄高电压片或 CT 扫描才能发现骨折线。一般根据病史和 X 线表现容易诊断，但有时需与恶性骨肿瘤鉴别。

4. 病理性骨折　X 线上除有骨折的征象外还有原有病变的特点。根据全身广泛的骨质病变和轻微创伤史，可以诊断为病理骨折。局部病变大多与单纯骨折容易鉴别，如肿瘤所致的可见骨质破坏征象，但有时仅凭 X 线鉴别困难。CT 发现骨质破坏比 X 线敏感。MRI 显示骨髓的病理改变及骨质破坏最敏感，有助于病理性骨折诊断。

【分析诊断】

（1）损伤性骨折均有明显的创伤史，疲劳性骨折及病理性骨折创伤史不明显，但有导致骨折的因素，如过度劳累及轻微创伤。

（2）局部疼痛、肿胀、畸形、功能障碍、异常活动及骨擦音。

（3）结合上述影像学表现一般都能明确诊断，不需要与其他疾病鉴别。

五、痛风性关节炎

【概述】

痛风是嘌呤代谢紊乱性疾病，以体液、血液中尿酸增加及尿酸盐沉着于各种间叶组织内引起炎性反应为特征。人群患病率为2‰~2.6‰，随年龄增长而增高。急性痛风性关节炎的发病高峰为40~60岁，男女之比约为6∶1。

【临床表现】

痛风分原发性和继发性两类：原发性者男性多见，为先天性嘌呤代谢障碍，而致血中尿酸过多；继发性者占5%~10%，血中尿酸浓度增高可由于细胞核酸大量分解而增多，如白血病、肿瘤化疗，也可因肾功能障碍、药物（如氢氯噻嗪）抑制。肾小管排泄尿酸等原因使其排泄减少。尿酸盐结晶沉积于关节软骨、软骨下骨质、关节周围结构和肾脏，结晶引起局灶坏死，而发生炎症反应，形成肉芽组织。尿酸盐沉积及其周围纤维化即为痛风结节。关节病变主要为软骨变性、滑膜增生和边缘陛骨侵蚀，关节强直罕见。

临床上分为3期：①无症状期，仅有高尿酸血症，可持续很长时间，甚至十多年。部分患者可有尿路结石；②急性痛风性关节炎期，起病急骤，多数在睡眠中因关节剧痛而惊醒，早期多侵犯单关节，以第1跖趾关节最为多见（50%~90%），其次为踝、手、腕、膝和肘等关节。一般历时数日至2周症状缓解。间歇期可从数月到数年，以后每年可复发1~2次或数年复发1次，发作越频繁，受累关节逐渐增多；③慢性痛风性关节炎期，炎症不能完全消退，关节畸形僵硬。

【影像学表现】

1. X线表现　包括：①痛风发病5~10年内可无任何X线表现；②早期表现为关节软组织肿胀，多始于第1跖趾关节，随着病情发展，骨皮质出现硬化或多处波浪状凹陷或小花边状骨膜反应；③关节周围软组织出现结节状钙化影（痛风结节钙化），并逐渐增多，邻近骨皮质不规则或分叶状侵蚀破坏；④骨性关节面不规则或穿凿状破坏，边缘锐利，周围无硬化，严重者多个破坏区相互融合，呈蜂窝状；⑤关节间隙不变窄为其特征，晚期严重病例才可变窄，甚至纤维性或骨性强直，少数可出现关节半脱位；⑥少数严重溶骨几天破坏伴巨大软组织肿块，类似恶性肿瘤。

2. MRI表现　痛风结节信号多种多样，取决于钙盐的含量，一般T_1WI为低信号，T_2WI呈均匀高信号到接近均匀的等信号。增强后几乎所有病灶均匀强化，肌膜、韧带、肌肉甚至骨髓也有强化。

3. 核医学　急性期受累关节放射性增加，但特异性不强，痛风沉淀部位放射性浓集。

【分析诊断】

1. 诊断要点

（1）急性痛风性关节炎的发病高峰为40~60岁，男女之比约为6：1。

（2）关节反复突然发作的炎症症状，局部呈红、肿、热、疼痛和剧烈压痛，伴有体温升高。

（3）白细胞增多和血沉加快。血清和体液中尿酸含量增高，而尿中尿酸排泄减少。

（4）结合上述影像学表现，一般可明确诊断。

2. 鉴别诊断　本病应与类风湿关节炎相鉴别。类风湿关节炎以女性发病和累及手部多见，伴有关节周围骨质疏松，血清类风湿因子阳性，而血尿酸正常。

六、退行性骨关节病

【概述】

退行性关节病是以关节软骨及其相关结构退行性病理改变为特点的进展性非炎症性疾病。脊柱的退行性关节病发生于小关节面、颈椎关节、肋椎关节及骶髂关节。

【临床表现】

本病分原发性和继发性两类。原发性者最多见，无明显原因，见于老年人，为随年龄增长关节软骨退行性变的结果。继发性者为任何原因引起的关节软骨破坏。当关节软骨受损后，表面不规则。使其下骨质受力不均匀而破坏及发生反应性硬化。关节软骨的边缘可形成骨赘，原因不清楚，组织学上为成熟骨质，活动期其远端有软骨。

软骨改变主要为水含量减少、表层侵蚀或磨损而引起软骨变薄，严重的可完全被破坏而剥脱。关节液通过关节软骨微小缺损，长久压迫其下方组织可引起关节软骨下囊变。囊变周围是致密纤维组织和反应性新生骨，其内可有黏液。囊变的关节面侧常有裂隙。晚期可见关节内游离体。游离体多由软骨退行性变，碎片脱落而来，并可发生钙化及骨化。

临床上原发性者发病缓慢，好发于髋关节、膝关节、指间关节、脊椎等关节。以关节活动不灵便、疼痛为主要症状。

【影像学表现】

1. X线表现

（1）显示关节间隙变窄，膝关节受累常首先出现内侧关节间隙变窄，软骨下骨质硬化，骨赘形成。逐步出现关节失稳、畸形、游离体和关节面下囊性变等。临床症状往往不与 X 线表现的严重程度相关。

（2）关节间隙变窄是最常见的早期征象；骨赘开始可表现为关节面边缘变锐利，以后为关节面周缘的骨性突起，呈唇样或鸟嘴样；软骨下反应性硬化为关节软骨下广泛密度增高，在邻关节面区最显著，向骨干侧逐渐减轻；后期软骨下囊变很常见，可以单个或数个并存，表现为圆形、类圆形透光区，边缘清楚，常有窄硬化带。

（3）若是骨赘脱落引起的游离体则保留原有形态。若为软骨钙化、骨化形成的则表现为类圆形高密度环，中央相对透亮区为骨髓组织，多为单个。

2. CT 表现　检查复杂关节时扫描面与关节面垂直显示病变较好，如脊柱、髌骨关节。后期引起滑膜炎关节积液时，CT 比平片敏感，表现为关节囊扩张，内为均匀液体性密度影。

3. MRI 表现　是唯一可以直接清晰显示关节软骨的影像学方法。早期软骨肿胀 T_2WI 上为高信号；以后软骨内可出现小囊状缺损、表面糜烂或小溃疡；后期局部纤维化 T_2WI 上表现为低信号，软骨变薄甚至剥脱。

【分析诊断】

1. 诊断要点　根据中老年发病，慢性进展，X 线主要表现为关节间隙变窄，关节面骨质增生、硬化并形成骨赘，可有关节游离体。诊断多可明确，但对继发性退行性关节病的病因推断，影像学较困难。

2. 鉴别诊断　本病应与神经营养性关节病、类风湿关节炎、强直性脊柱炎鉴别。

（姜园园　苏　伟　孔德文　陈书宽　陈壮壮）

第三章　泌尿外科常见疾病治疗

第一节　输尿管畸形

一、输尿管开口异位

【概述】

输尿管异位开口是指输尿管开口于正常位置以外的部位。男性多开口于后尿道、射精管、精囊等处，女性则可开口于前尿道、阴道、前庭及宫颈等处。约 80%输尿管口异位见于双输尿管中的上输尿管。双肾双输尿管并输尿管口异位 80%以上见于女性，单一输尿管口异位则较多见于男性。约 10%输尿管口异位是双侧性。

【症状体征】

男性异位输尿管口大多在外括约肌以上，一般没有明显的临床症状。以尿路感染为主，也可产生不同程度的腰骶部疼痛和反复发作的附睾炎。女性则主要表现为有正常排尿的同时有持续性尿失禁和尿路感染，并导致外阴部皮肤湿疹、糜烂。仔细检查可在女性的前庭、阴道和尿道等处找到针尖样细小的开口，尿液呈水珠样持续滴出。

【辅助检查】

有尿路感染时尿常规检查可见白细胞，尿培养可有致病菌生长。

1. 静脉尿路造影　可了解异位输尿管开口的类型及开口的位置、异位输尿管开口的相应的重复肾上的发育及积水情况，还可了解并发症肾双输尿管情况。

2. CT 检查　可了解患肾的大小、形态、肾皮质厚度，特别是静脉肾盂造影未显影的病例。

3. 膀胱尿道镜检及逆行肾盂造影　了解是否有开口于膀胱内的异位开口。

【诊断】

1. 压力性尿失禁　其特点是当腹压增加时（如咳嗽、打喷嚏、跑跳等激烈活动），尿液不自主地从尿道流出，而非尿液持续地外流。在膀胱以外部位找不到异位的输尿管开口。尿路造影示肾、输尿管均正常。

2. 膀胱阴道瘘　表现为尿液从阴道持续流出。在瘘孔较 h，仍可有膀胱正常排尿，故需与输尿管异位开口鉴别。患者一般都有难产、妇科检查或盆腔手术、放射治疗等既往史。阴道镜检查可见瘘孔。若瘘孔较小，观察不清，可于阴道内放入纱布，经导尿管向膀胱内注入亚甲蓝，如纱布变蓝即可确诊。也可向膀胱内注入泛影葡胺行膀胱造影，摄正侧位片，见造影剂从膀胱进入阴道即可确诊。膀胱镜检查可发现膀胱内瘘孔而两侧输尿管开口正常。

3. 输尿管阴道瘘　也表现为尿液从阴道内持续外流，多由于盆腔手术、难产、输尿管结核引起。阴道镜检查可发现瘘孔，从瘘孔插入输尿管导管行逆行造影可显示肾盂和输尿管。静脉尿路造影检查显示无双肾盂双输尿管畸形，并可见造影剂进入阴道。膀胱镜检查见双侧输尿管开口正常。

4. 神经源性膀胱　有尿失禁表现，但有神经损伤或全身性疾病史；有尿潴留，在耻骨上可触及膨胀的膀胱。神经系统检查会阴部及马鞍区感觉减退；静脉尿路造影显示双肾及输尿管积水，肾功能减退，但无肾输尿管重复畸形。在膀胱以外找不到异位的输尿管开口。

【治疗】

手术是治疗输尿管开口异位的唯一方法，国内刘文善与国外 Gross 认为，输尿管开口异位属于重复畸形的部分组织，且常伴有不可恢复的病理变化，因此不应将输尿管移植于膀胱或与正常输尿管吻合。但 Dodson 认为，如肾功能尚未受损，采用输尿管膀胱吻合甚为合理。应根据各种不同异位开口类型和肾、输尿管病变的严重程度制订具体的手术方案。其基本原则：①患侧有严重感染，肾盂、输尿管显著积水，肾功能基本丧失，而对侧肾脏功能又证实良好者，则可行患侧肾切除术，如为重复肾，则做重复肾的上肾段切除术，两者均应尽量将输尿管大部切除，以免发生输尿管残端综合征，苯酚烧灼残留的输尿管内黏膜或电凝烧灼残端黏膜，可防止结扎残端输尿管感染；②如肾功能尚好或受损不严重，应保留肾脏，可选做输尿管–输尿管端侧吻合术或输尿管膀胱再植术+抗反流术。

二、下腔静脉后输尿管

【概述】

下腔静脉后输尿管，事实上是血管的异常，而不是输尿管的先天性畸形。胎儿在发育过程中，腰部有3组平行的静脉出现：处于背部的为上主静脉、下主静脉及处于腹部的后主静脉。胚胎时，输尿管在上、下主静脉的前面，后主静脉的后面经过。正常情况下，腹部的后主静脉萎缩，右侧的上、下主静脉发展成下腔静脉，因此，输尿管在下腔静脉的前面。如果右后主静脉发育反常，非但不萎缩，反而发展成下腔静脉，则可造成下腔静脉后输尿管。因此，这类畸形多发生于右侧。下腔静脉后输尿管的病理变化，下腔静脉对输尿管的压迫，使近端尿潴留。肾积水，并可继发感染和结石，从而影响肾脏的功能。

【病因】

在胚胎期后主静脉、下主静脉及上主静脉3对静脉的分支互相吻合在两侧形成静脉环。胚胎12周时，后肾从骨盆上升，穿越此环到腰部，故此环又称肾环，输尿管从中经过；当后主静脉萎缩时，其血液循环由下主静脉及其分支承担，下腔静脉由肾环后面形成，因此输尿管的位置应在下腔静脉的前方。如果后主静脉不萎缩，代替了肾环后面的部分，肾环前面即变成了下腔静脉，使输尿管位置为下腔静脉的后方；如静脉环的腹侧不消失，因为有右下主静脉在背侧及腹侧，故形成双下腔静脉，导致右输尿管位于双下腔静脉间。

【症状体征】

本病的主要病理改变是梗阻所致，由于输尿管受压梗阻造成尿液引流不畅，导致患者腰部或腹部钝痛，甚至绞痛；血尿是常见症状之一，部分患者伴有泌尿系结石。虽然下腔静脉后输尿管是先天性畸形，但大多数患者都在成年后才出现症状。

【辅助检查】

1. 排泄性尿路造影　了解肾脏功能及右肾积水情况，输尿管行程与形状。

2. 逆行性尿路造影　显示右肾积水，右输尿管移向正中线，越过第三、第四腰椎椎体前方，并呈“S”形或镰刀状弯曲，此征象具有特征性。也可于右侧输尿管内留置不透X线导管，摄斜位片，正常输尿值与腰椎有距离，如两者接近，则为下腔静脉后输尿管。若同时行下腔静脉插管，可清楚两导管之间的位置关系。

3. CT及MRI检查　可了解肾积水、肾功能、有无肾结石，更能清楚了解输尿管及下腔静脉的解剖关系。

【诊断】

1. 肾脏肿瘤　大的右侧肾脏肿瘤将输尿管推向中线移位时，应与下腔静脉后输尿管相鉴别。肾脏肿瘤多有肉眼血尿病史，当肿瘤体积大到足以将输尿管向内侧推移时，应能在腹部触及肿块；B超及CT检查能明确肿块与肾脏的关系和大小；尿路造影可显示肾盂肾盏受压变形或完全消失。

2. 右输尿管结石　右侧输尿管结石可引起右肾积水，但多有阵发性右肾绞痛伴血尿。尿路造影可发现输尿管内结石影，并且结石以上输尿管和肾盂扩张积水。

3. 右输尿管狭窄　可引起肾积水。病史中可询及引起输尿管狭窄的原因，尿路造影可发现输尿管狭窄及以上输尿管扩张和肾积水。

4. 原发性巨输尿管　可有肾、输尿管积水。尿路造影示输尿管迂曲扩张，但不向中线移位，无“S”形改变。输尿管近膀胱开口处狭窄，末端呈纺锤状。

【治疗】

治疗方案应根据肾功能受损害的程度而制定。对于无显著的临床症状者，则无须手术。如患肾有严重积水、反复感染而又久治不愈，合并结石和肾功能严重受损而同时对侧肾功能良好，则可做肾、输尿管切除术。如肾功能尚佳，应保留肾脏，在肾盂与输尿管连接处上方切断，游离输尿管，并套过下腔静脉，使之复位后再做吻合。在某些情况下，受压处和梗阻以上的输尿管往往因感染及纤维性变而与下腔静脉紧密粘连，以致无法剥离时，只能做肾切除术。输尿管下端切断和游离复位后，做输尿管-输尿管端吻合术者，易产生吻合口狭窄或损伤供应血管，最后有可能导致第2次手术而将肾切除。1957年Goodwin等提出采用切断下腔静脉使输尿管复位、再行下腔静脉吻合的方法，获得良好疗效，有人认为此法危险性较大，但仍不失为可选用的治疗方法之一。

三、先天性巨输尿管

【概述】

先天性巨输尿管是由于输尿管末端肌肉结构发育异常（环形肌增多，纵形肌缺乏），导致输尿管末端功能性梗阻、输尿管甚至肾盂严重扩张、积水。该病的特点是输尿管末端功能性梗阻而无明显的机械性梗阻，梗阻段以上输尿管扩张并以盆腔段为最明显，又称为先天性输尿管末端功能性梗阻。

【病因】

病因目前无一致看法，可能是胚胎发育中输尿管肌层的增生或肌束与原纤维间的比例失调，输尿管下端近膀胱处狭窄，狭窄段与扩张段呈鲜明对比，部分患者可见输尿管下端腔内有横向黏膜皱褶或帆布样瓣膜。

远端无动力性巨输尿管无解剖上狭窄，但近端扩张，无蠕动功能，镜下见输尿管肌肉层相对缺乏，环肌增生，有的可见肌间神经细胞数目减少。

【症状体征】

先天性巨输尿管症并无特异性的临床表现，大多以腰酸、胀痛为主诉就诊，偶有因腰部包块、血尿、顽固性尿路感染、肾功能不全就诊者。

【辅助检查】

1. 尿液检查　伴有尿路感染及结石时尿液检查可有红细胞、白细胞及致病菌。

2. 膀胱镜检查　三角区和输尿管开口位置一般正常，成人尤为如此，输尿管导管插入可毫无困难，早期患者造影 X 线片仅见输尿管下段呈纺锤状或球状扩张；注射造影剂后立即拔出输尿管导管拍摄排空片，可见造影剂滞留及延迟排空现象。

3. X 线片　可见到输尿管内造影剂有逆蠕动反流到肾脏的现象。根据 X 线尿路造影，还可观察肾盏与肾实质的形态变化，从而可估计其受损程度。

（1）肾盏　肾盏可从正常，肾盏杯口平坦，杯口不规则、隆起外凸，直到肾盏球形扩展等发生不同程度的变化。

（2）肾实质　肾实质可从厚度正常（一般在 2 cm 以上），厚度在 1~2 cm 之间，直到厚度变薄（儿童在 1 cm 以下，婴幼儿在 0.5 cm 以下）等出现不同程度的损害。

（3）B 超　可见患侧输尿管扩张，有或无明显肾积水。

（4）CT 及 MRI　CT 可见到全程输尿管扩张，可有不同程度的肾积水，输尿管膀胱交界处可见到狭窄。MRI 可见到扩张输尿管全貌，下端狭窄，可伴有肾积水。

【诊断】

1. 病史和临床表现　多因尿路感染、结石、血尿、腰腹部胀痛、肾功能不全或腹部包块就诊或体格检查时被发现。

2. 静脉肾盂造影（IVP）　可见输尿管下端或全长扩张，输尿管膀胱连接部明显狭窄，呈鸟嘴样特征性改变。

3. B 超　排尿期膀胱尿道造影、逆行插管造影、CT 及 MRI 可协助诊断。

【鉴别诊断】

1. 膀胱输尿管反流　严重的膀胱输尿管反流可引起反流性巨输尿管，临床上表现为腰酸腰痛及尿路感染症状，但有排尿时腰痛加重现象，静脉尿路造影检查显示患侧肾、输尿管扩张积水，并以下段输尿管更明显，行排尿期膀胱造影时可发现造影剂反流进入输尿管。

2. 输尿管结石　输尿管下段结石可引起肾、输尿管积水，继发感染时可有发热、尿频、尿急和尿痛，患者可有肾绞痛史，疼痛时伴有镜下或肉眼血尿，肾、输尿管及膀胱平片上可见输尿管行径的不透光阴影，尿路造影显示结石部位排泄梗阻，梗阻上方输尿管及肾盂积水，B 超和 CT 检查可发现阴性结石。

3. 输尿管结核　可致输尿管狭窄而引起肾、输尿管积水，但多数患者以进行性尿频、尿急、尿痛和血尿就诊，有米汤样脓尿，尿沉渣中可找到抗酸杆菌，尿路造影显示肾盂、肾盏破坏，肾实质形成空洞，输尿管呈虫蚀样或串珠样改变，管腔狭窄，常并发有膀胱结核，膀胱镜检查可见病变输尿管口周围充血、水肿和溃疡，并可见结核结节。

4. 输尿管囊肿　输尿管囊肿系输尿管开口处呈囊性扩张，开口细小，排尿不畅，可致输尿管扩张，其扩张范围轻者位于下段，重者全程输尿管扩张，B 超检查时显示膀胱内有一圆形囊性肿物，膀胱造影见膀胱内圆形充盈缺损，膀胱镜检查见输尿管口圆形肿物，表面光滑，有一细小圆孔间断喷尿，囊肿大小随排尿而改变。

【治疗】

成人先天性巨输尿管的治疗取决于输尿管扩张和肾功能损害的程度。

（1）对输尿管扩张程度较轻而肾积水不明显者可随访观察。有文献报道约 40% 的病例可选择保守治疗。

（2）如输尿管扩张明显而肾功能损害不重可行输尿管裁剪整形后膀胱再植术。术中应注意必须切除末端 1~2 cm 的病变输尿管。裁剪时应部分切除输尿管下段外侧壁，长度相当于输尿管全长的 1/3，但不能超过 1/2，以免发生缺血坏死。必须行抗反流的输尿管膀胱再植术，可于膀胱顶侧壁切开浆肌层达黏膜，长 3~4 cm，于远端剪开黏膜成一小口与输尿管黏膜吻合，将输尿管下段包埋在肌层内缝合浆肌层。

（3）对重度肾积水、肾功能损害严重者，应行肾输尿管切除术，伴有感染时可先行肾造瘘引流，待控制感染后再行肾输尿管切除术。

【术后并发症及防治】

1. 输尿管坏死　临床表现为尿瘘及切口感染。术中应注意保护输尿管外膜层血管，缝合的输尿管口径不能太细。一旦出现上述并发症可采取引流手术区，延长支架管拔除时间，必要时可做暂时性肾造瘘分流尿液。

2. 输尿管狭窄　可以由输尿管剪裁过多，缝合后口径太细或尿路反复感染致纤维增生引起。术中应注意输尿管剪裁适宜。

四、输尿管囊肿

【概述】

输尿管脱垂又称输尿管囊肿、输尿管膨出，指输尿管末端呈囊性向膀胱内膨出，膨出的外层为膀胱黏膜，中间为三角区浅肌层的薄层肌肉及胶原组织，内层为输尿管黏膜。输尿管囊肿可开口于膀胱内或异位开口于膀胱颈或更远端。

【病因】

本病形成的胚胎学机制还不明确，有以下几种观点：

（1）输尿管瓣膜延迟破溃造成输尿管末端扩张及管口狭窄。

（2）发育中的输尿管延迟了从中肾管分离就有可能发生输尿管末端扩张。

（3）发育中的输尿管远端有节段胚胎停滞，使输尿管远端肌肉发育停滞，可造成输尿管囊肿。

【辅助检查】

1. 尿常规　合并尿路感染或结石者有红细胞、白细胞。

2. 尿渗透压测定　病程早期即可出现肾浓缩功能受损表现。

3. 肾功能测定　血清肌酐和尿素氮随肾代偿功能的丧失呈进行性升高，肌酐清除率亦为较敏感的指标。

4. 静脉尿路造影　90%的异位输尿管囊肿发生于双肾畸形的上肾，由于肾功能较差，而不显影，显影的下半肾向外下移位呈垂头百合花样；膀胱区有海蛇头状的充盈缺损；还可了解分侧肾功能。

5. 排尿期膀胱尿路造影　50%的输尿管囊肿并发双输尿管者有下输尿管反流，偶有男性患者脱垂的输尿管囊肿易与后尿道瓣膜相混淆。

6. 膀胱尿道镜检查　明确囊肿的大小及开口情况。

【诊断】

根据临床表现和 B 超、膀胱镜、静脉肾盂造影，可以协助诊断。

【临床分型】

1. 单纯性囊肿　单侧或双侧。

2. 脱垂性囊肿　可脱垂至尿道口，男性至后尿道。

3. 合并输尿管异位　开口在尿道内，或膀胱憩室内。

4. 输尿管开口形成盲端　由于输尿管开口梗阻、囊肿增大、反压，可导致尿流阻滞、感染、结石、输尿管及肾积水，最后引起肾衰竭。

【鉴别诊断】

1. 膀胱肿瘤　输尿管附近的膀胱肿瘤可阻塞或侵及输尿管口而引起上尿路积水，膀胱造影时可显示充盈缺损，但膀胱肿瘤的症状以间歇性肉眼血尿为主；尿脱落细胞检查时可找到肿瘤细胞；B 超和 CT 检查示膀胱内实质性肿块；膀胱镜检查可见膀胱内乳头状，绒毛状或实性新生物，活组织检查可明确诊断。

2. 输尿管肿瘤　输尿管下段肿瘤常引起肾、输尿管积水，肾功能减退，但多以肉眼血尿为主要临床表现；尿脱落细胞检查可找到肿瘤细胞；静脉尿路造影显示输尿管下段充盈缺损；膀胱镜检查有时可见输尿管口有肿瘤组织突出。

3. 膀胱脱垂　多发生在女性，可在尿道外口看到突出的暗红色肿块，可引起输尿管梗阻，致肾、输尿管积水，膀胱镜检查可见膀胱黏膜充血、水肿，输尿管开口处无囊性肿块。

【治疗】

1. 原位输尿管囊肿　经膀胱镜内切开囊肿，适用于成人，但需注意出血，有时需电灼止血。小儿病例宜采用耻骨上切开膀胱的手术途径，暴露输尿管囊肿后，从囊肿上的输尿管开口向下方切开 4~5 mm；囊肿较大者应切除，切除后其周围壁层与膀胱黏膜用 4-0 肠线间断缝合一圈。

2. 异位输尿管囊肿　单纯囊肿切开治疗异位输尿管是错误的。手术方法的选择应根据患者的具体情况而定，主要依据患侧肾脏破坏轻重、输尿管扩张的程度、对侧肾脏的功能、是否同时有感染和结石等。经耻骨上切开膀胱，将囊肿全部切除包括延伸至尿道部分，以防止术后发生尿道梗阻；切除后症状一般可获得改善，但感染很少能够即时消失，扩张的肾盂及输尿管可以减轻，但完全恢复正常者罕见。如术后感染严重而无法控制者，可二期做患侧肾、输尿管全切术；如为重复肾则做肾部分切除，包括其所属的全部输尿管。如伴有膀胱后壁软弱者必须修补。

3. 输尿管膀胱再植术　若输尿管囊肿切除后出现膀胱输尿管反流，则应考虑做输尿管膀胱抗反流的再植术。

无论哪种手术，术后必须应用抗菌药物有效地控制感染，以期达到治愈目的。

五、膀胱输尿管反流

【概述】

膀胱输尿管反流是指由于先天性或后天性的原因而使输尿管膀胱壁段失去了抗反流的

作用，当尿流积聚或逼尿肌收缩而膀胱内压力增高时，尿流从膀胱内倒流入输尿管甚至肾盂内。这些原因包括膀胱输尿管连接部活瓣作用先天性不全或继发于尿路梗阻及神经源性膀胱功能障碍。

【病因】

（1）反复尿路感染与反流肾炎特异性症状，表现为尿频、尿急、尿痛症状，严重感染时，可出现脓尿。

（2）有无发热、乏力、嗜睡、厌食、恶心呕吐及生长发育迟滞。

（3）高血压和肾功能不全：有肾瘢痕形成可出现高血压，其最严重的后果是导致继发性高血压及慢性肾功能不全。

【症状体征】

婴幼儿常表现为尿路感染与反流的非特异性症状，包括发热、乏力、嗜睡、厌食、恶心呕吐及生长发育迟滞，也可有肾绞痛及肾区压痛，如继发感染，会出现尿频、尿急、尿痛等症状。严重感染时，可出现脓尿，偶尔劳累后也会出现酸痛，合并肾瘢痕形成者可因高血压就诊，其最严重的后果是发生肾盂肾炎性瘢痕，导致继发性高血压及慢性肾功能不全；体格检查时除可触及增大的肾脏外，偶可触及增粗的输尿管，肾区可有轻度的叩击痛，双侧膀胱输尿管反流者，可有肾功能不全的症状。

【辅助检查】

1. 排泄性尿路造影　可见患侧上尿路显影延迟；肾输尿管扩张、积水；输尿管可有迂曲。

2. 排尿期膀胱造影　向膀胱内注入造影剂后，嘱患者做排尿动作，可见造影剂反流至输尿管，乃至肾脏。

3. 膀胱镜检查　可观察输尿管口的形状和大小，增加膀胱内压时出现输尿管反流，输尿管向外侧移位，管口关闭不全，呈圆形洞穴状。

4. 尿动力学检查　了解下尿路梗阻情况及膀胱逼尿肌收缩功能，可以确定继发性反流的原发病因。

5. 同位素肾图　呈梗阻性肾图，肾功能损害严重时呈无功能性肾图。

【诊断】

1. 病史和临床表现　婴幼儿常表现为尿路感染与反流肾炎特异性症状，包括发热、乏力、嗜睡、厌食、恶心呕吐及生长发育迟滞，以及高血压及慢性肾功能不全。

2. 排尿期膀胱造影　可见造影剂反流至输尿管，乃至肾脏。

【临床分型】

根据排尿期膀胱造影的结果，可将膀胱输尿管反流的程度分为：Ⅰ度，反流至输尿管下段，但输尿管不扩张；Ⅱ度，反流至肾盂及肾盏，但肾盂及肾盏均不扩张；Ⅲ度，输尿管、肾盂及肾盏均有轻度扩张，但无或仅轻度肾盏变钝；Ⅳ度，输尿管中度迂曲，肾盂及肾盏中度扩张，但多数肾盏维持杯口形态；Ⅴ度，输尿管、肾盂、肾盏均明显扩张，多数肾盏失去杯口形态，输尿管迂曲。

【鉴别诊断】

1. 先天性巨输尿管　一般肾、输尿管扩张积水轻，其输尿管扩张较显著，尤以下段为甚。先天性巨输尿管症输尿管口形态、位置正常，插管通畅，无机械性梗阻存在，排尿期膀胱造影无膀胱输尿管反流可与之鉴别。

2. 输尿管口囊肿　可引起肾、输尿管积水。静脉肾盂造影显示囊肿突入膀胱形成的充盈缺损，并有“眼镜蛇头”样改变、膀胱造影无输尿管反流，B 超及 CT 检查均显示膀胱内囊性肿物。膀胱镜检查见输尿管开口部位囊性肿物，中央有孔排尿，呈节律性充盈与萎陷。

3. 下尿路梗阻性疾病　下尿路梗阻性疾病如前列腺增生症、尿道狭窄、神经源性膀胱等疾病的晚期，都可以引起膀胱输尿管反流。体格检查、X 线检查、内镜检查等均有原发病的表现，而且下尿路梗阻性疾病所致的膀胱输尿管反流常为双侧性。

【治疗计划】

1. 非手术治疗　轻度反流（Ⅰ~Ⅲ度）适用非手术疗法，因Ⅰ~Ⅲ度的反流自然消失率较高，为 50%~60%。治疗目的是用药物控制尿路感染，防止肾盂肾炎对肾脏的损害。选用适当抗生素并配合定期排尿法和连续排尿法以减少膀胱内残余尿，定期复查尿常规、尿培养和排尿期膀胱尿道造影观察疗效。

2. 手术治疗　严重反流（Ⅳ度、Ⅴ度）、反流进行性加重或持续至成年、药物不能控制肾盂肾炎反复发作者，均需手术治疗。手术的主要目的是延长膀胱黏膜下输尿管的长度，使该段输尿管长度 5 倍于输尿管直径。对明显扩张的输尿管需裁剪后再行输尿管膀胱再植。

3. 腔内泌尿外科手术　通过膀胱镜将硬化剂注射到输尿管口周围黏膜下，改变输尿管口的形态并紧缩输尿管口，使之达到抗反流目的。近期疗效尚可，远期疗效有待于进一步观察。

第二节　肾脏损伤

【概述】

肾脏位置较深，且有脂肪囊和周围组织结构的保护，受伤机会较少。肾脏损伤多由火器伤、刺伤以及局部直接或间接暴力所致。依创伤的程度分为挫伤、撕裂伤、碎裂伤和肾蒂伤 4 种类型。肾脏损伤约占所有泌尿生殖道损伤的 65%。

【病因】

1. 暴力　直接暴力使肾区受到直接打击，伤员跌倒在一坚硬的物体上，或被挤压于两个外来暴力的中间。间接暴力人自高处跌落时，双足或臀部着地，由于剧烈的震动而伤及肾脏。

2. 穿刺伤　常为贯通伤，可以损伤全肾或其一部分，一般均伴发腹腔或胸腔其他内脏损伤。例如，钝性损伤（80%）、贯通伤（战争期间及高犯罪地区增加），以及医源性损伤（由于手术、体外震波碎石机肾活检）。并发症包括出血不止、尿外渗、脓肿形成和高血压。

3. 自发破裂肾　也可无明显外来暴力而自发破裂，这类“自发性”的肾破裂常由于肾脏已有病变，如肾盂积水、肿瘤、结石和慢性炎症等引起。

【辅助检查】

1. X 线检查　腹部平片可见下位肋骨或腰椎横突骨折，肾区阴影增大，静脉肾盂造影可见肾脏形态增大，肾盂肾盏充盈缺损，肾脏不显影或造影剂外溢可明确肾脏损伤的情况。

2. CT 检查　可了解肾脏的形态、损伤的类型、肾周围血肿及尿外渗的范围等情况。

3. 肾动脉造影　可了解伤肾血运及有无肾动脉损伤或栓塞。

【诊断】

（1）腰腹部外伤史+血尿，肾损伤诊断即可成立。

（2）体检中要注意全身情况及复合伤的发现，如神志，胸、腹、脊柱、四肢伤情。

（3）若情况允许应尽早做大剂量静脉肾盂造影，了解肾损伤程度、类型，有无尿外渗，对侧肾功能情况。

（4）特殊检查　若情况允许，肾造影，可作为肾蒂损伤检查方法，亦可为肾栓塞的检查方法。

（5）CT、肾图、B超亦可帮助诊断。

【鉴别诊断】

诊断需要详细的病史、体格检查、特殊的实验室检查和X线检查。查明损伤的机制很重要，如任何提示肾脏损伤的临床表现（包括安全带的印痕、腰部挫伤、低位肋骨骨折）、开始的血压和红细胞压积以及出现血尿。诊断从X线检查、密切观察或手术探查着手。所有血流动力学稳定的患者都应该进行放射照相检查以准确地评估肾脏损伤的程度。除非是钝性损伤后，血压平稳、镜下血尿且无腰部损伤的成年患者。

【治疗】

1. 防治休克　无论有无休克，入院时均应尽快建立输液通道，镇静止痛，绝对卧床休息。有休克者多系伤情严重，在抗休克的同时抓紧检查，确定伤情，酌情予以相应处理。

2. 非手术治疗　适于肾挫伤或轻度撕裂伤，包括绝对卧床休息、抗感染、应用止血药物等。严格限制活动至少2周，保持大便通畅，预防呼吸道感染，避免腹压突然增高导致继发性出血。

3. 手术治疗

（1）手术指征　包括：①开放性肾脏创伤；②伴有腹内脏器伤，或疑有腹腔内大出血或弥漫性腹膜炎；③抗休克治疗血压不能回升或升而复降，提示有大出血；④尿路造影等客观检查提示有明显造影剂外溢，有较大肾实质破裂或肾盂损伤；⑤肾动脉造影显示有肾动脉损伤或栓塞；⑥非手术治疗过程中肾区肿块不断增大，肉眼血尿持续不止，短期内出现严重贫血；⑦明显肾周围感染。

（2）手术方式　先控制肾蒂，制止出血，清除肾周围血肿及尿外渗后再探查处理肾脏。

1）肾脏裂伤修补术：肾脏裂伤范围较局限，整个肾脏血运无障碍者予以修补。

2）肾脏部分切除术：肾的一极严重损伤，其余肾组织无损伤或虽有裂伤但可以修补者。

3）肾血管修补或肾血管重建术：肾蒂血管撕裂、断裂、血栓形成者。

4）肾切除术：肾脏严重碎裂伤无法修补者，严重肾损伤血管无法修补或重建者，肾损伤后肾内血管已广泛血栓形成者，肾脏创伤后感染、坏死及继发性大出血者。注意在肾切除前，必须明确对侧肾脏功能良好，方可进行切除。

第三节 膀胱损伤

【概述】

膀胱是贮存排泄尿液的器官。成人膀胱在排空时一般不易受到损伤，充盈时失去了骨盆的保护作用，同时因充盈膀胱体积增大，膀胱壁变得薄而紧张，故而容易受到损伤，尤其是患有下尿路梗阻性疾病造成膀胱潴留者，儿童膀胱更易于损伤。

【病因】

1. 直接暴力 大多在膀胱膨胀时，膀胱高出于耻骨上方，直接暴力作用于下腹部发生膀胱损伤，如踢伤、拳击伤、碰撞伤等。由于膀胱充盈状态时，外力作用于膀胱内均匀地传向各个部位，按照流体力学作用于膀胱最为薄弱的部位，大多为腹膜覆盖的膀胱顶部形成破裂，此处破裂多为腹膜内型膀胱破裂，尿液即流入腹腔，形成尿性腹膜炎，患者即有剧烈腹痛难忍。曾遇到1例尿潴留的患者，进行导尿后嫌尿流出速度太慢，用手在耻骨上予以按摩施压，患者突感腹部剧痛而原来膨胀的膀胱突然消失，经手术证实膀胱顶部破裂，尿液流入腹腔。

2. 间接暴力 常发生于骨盆骨折时，约占80%，有时多为复合伤，可合并发生其他脏器损伤，如交通事故、地震、车祸、高处坠落、碾压伤、战伤、工伤等。骨盆骨折时，骨折断端或游离骨片刺破膀胱，此时膀胱损伤多为腹膜外膀胱破裂，破裂部位多在膀胱底部，亦有发生后尿道断裂，或腹腔脏器、血管损伤、骨盆粉碎骨折，有尿外渗、严重失血、休克等表现，也可有腹膜内、腹膜外膀胱破裂（混合型致复合伤），伤势甚为重笃。例如，有1例患者，自拖拉机上摔下，致耻骨支、坐骨支骨折，造成膀胱前壁破裂、尿外渗，经抢救，膀胱修补、尿外渗引流后，恢复顺利，痊愈出院，平时遇到膀胱损伤以间接暴力所致膀胱损伤为最多。

3. 外伤 火器、锐器损伤、多为战时、斗殴，常为开放性膀胱损伤，亦可并发其他脏器损伤。

4. 医源性膀胱损伤 由于近年对膀胱的检查，各种器械操作中膀胱镜、膀胱内碎石、经尿道膀胱内的各种操作及治疗（如电灼、电切等）均可致膀胱穿孔。大多因膀胱病变需行膀胱镜检查，若因适应证掌握不当，如有的膀胱容量太小，将膀胱镜送入时即可造成膀胱穿孔，行膀胱肿瘤电切时，切得过深或在观察不满意时，膀胱又处于膨胀时，膀胱壁较薄，施行电切时极易造成膀胱穿孔，如在顶部即可造成腹膜内膀胱穿孔，其他部位则成腹膜外膀胱破裂（穿孔），膀胱内注入腐蚀剂、化学药物或硬化剂等均可使膀胱损伤。又如盆腔手术、妇科手术、产科手术、直肠手术、疝修补手术等均可致膀胱损伤。例如，孕妇在分娩时，儿头已入盆腔，第二产程较长，有压迫膀胱时，常可致膀胱三角区、阴道壁、尿道等软组织受压致缺血缺氧而坏死、脱落形成膀胱阴道瘘或尿道阴道瘘，尤其是因滞产合并有尿潴留时，此时膀胱因膨胀壁较薄，更易受压造成缺血坏死形成瘘，此种“瘘”一般不在分娩后立即发生，而是在产后1周或更长时间发生。产科手术不当（如胎头吸引术、产钳术、碎胎、剖宫产及人工剥离胎盘术等）均可由于操作不当而形成膀胱（尿道）阴道瘘，旧法接生时接生婆乱用剪刀、手、钩子等，损伤较为多见。剖宫产时，膀胱向下推离不够，子宫下段纵切口时易误伤膀胱壁或在胎儿胎盘娩出、子宫出血、在血泊中忙乱操作可误伤膀胱壁，如未能及时发现，日后感染坏死，亦可成膀胱阴道瘘。由于膀胱底与子宫下段及阴道上部是紧密相连的，子宫下段破裂时即可累及膀胱引起膀胱宫颈阴道瘘。

【影像学检查】

1. 膀胱造影　观察造影剂有否外溢，是诊断膀胱破裂最有价值的方法，并能区别腹膜外型还是腹膜内型。

2. 膀胱镜检查　可直接窥视膀胱损伤部位及程度。

3. 腹水血尿素氮、Cr检查　明显升高，近似尿液。

【诊断】

根据病史、体征及其他检查结果，可以确诊膀胱损伤。但如伴有其他脏器损伤，膀胱损伤的病象可被其隐蔽。下腹部受到暴力冲击或骨盆骨折后，患者有尿急而不能排尿或仅排出少量血尿时，均应想到膀胱。经上述体格检查和进一步检查项目后，膀胱损伤便能确诊。

【鉴别诊断】

1. 骨盆骨折或骑跨伤　患者可有休克、排尿困难、尿道出血、导尿不成功时两者鉴别有时困难，骨盆骨折常致前列腺部或膜部尿道损伤，骑跨伤常致球部尿道损伤，尿道口溢血，阴道或直肠双合诊检查，可触及前列腺向上移位，可与单纯膀胱损伤相鉴别，但尿道损伤同时合并膀胱损伤，有时需手术探查方能确诊。

2. 急性腹膜炎　有腹痛、腹肌紧张、压痛、反跳痛，两者有相同之处，但急性腹膜炎无外伤史，多为继发，常由胃、十二指肠溃疡穿孔、急性阑尾炎、急性胆囊炎穿孔所引起，一般先有原发病的临床表现，以后再发展成腹膜炎，恶心、呕吐等胃肠道症状明显，体温及白细胞增高，无排尿困难、尿外渗临床表现，导尿和/或膀胱造影可资鉴别。

3. 盆腔腹膜炎　两者均有腹痛、腹肌紧张、压痛、反跳痛、排尿时腹痛加重，但该病多有急性盆腔器官炎病史，患者高热、脉速、恶心、呕吐、白细胞总数和中性粒细胞增高、血沉增快、阴道双合诊触痛明显、无排尿困难，导尿或膀胱造影可资鉴别。

4. 腹腔脏器损伤　主要为肝、脾破裂，表现为腹痛、出血性休克等危急症状，有明显的腹膜刺激症状和体征，无排尿困难和血尿症状，腹腔穿刺抽出血性液体，尿液检查无红细胞，行导尿、膀胱内注水试验或膀胱造影有助于鉴别诊断。

5. 卵巢破裂　多见于14~30岁的女性，主要表现为剧烈下腹痛、下腹坠胀伴尿意及里急后重感，可出现腹膜刺激症状和体征，严重者可引起出血性休克，该病多发生于排卵期和排卵后，无停经史，无排尿困难、血尿及尿外渗表现，经导尿、膀胱内注水试验或膀胱造影检查可予以鉴别。

6. 卵巢囊肿或肿瘤蒂扭转　表现为突发性剧烈腹痛、局限性肌紧张等腹膜刺激症状和体征；与膀胱破裂尿液漏入腹腔引起的腹膜刺激症状相似，但卵巢囊肿或肿瘤蒂扭转多由于体位改变或妊娠期子宫位置改变而引起，无外伤或手术史，无排尿困难、血尿或尿外渗表现，妇科检查可发现明显压痛、张力较大的肿块，经导尿、膀胱内注水试验或膀胱造影检查可予以鉴别。

【治疗】

膀胱破裂的早期治疗包括综合疗法、防治休克、紧急外科手术和控制感染。晚期治疗主要是膀胱瘘修补和一般支持性的处理。

1. 休克的处理　休克的预防和治疗是最首要的急救措施，也是手术前必要的准备，包括输血、输液以及兴奋剂的应用等，迅速使伤员脱离休克状态。这种情况伴有骨盆骨折时常有发生。

2. 紧急外科手术　处理的方法依损伤位置、感染情况和有无伴发损伤而定。手术的主要目标为尿液的引流、出血的控制、膀胱裂口的修补和外渗液的彻底引流。若腹腔内其他器官也有损伤，应同时给予适当的处理。

（1）非手术治疗　膀胱挫伤一般无须特别处理，嘱患者多饮水、适当休息，严重者可尿道插管引流尿液，必要时给予抗生素。

对腹膜外膀胱破裂的患者，自20世纪70年代起，单纯经尿道插管的临床报道又日渐增多。一般认为，腹膜外膀胱破裂，无论男女、裂口大小、渗出多少，皆可如此处理。然而 Kotkin 等治疗的 29 例患者中，26%发生了并发症，包括膀胱延期愈合、尿外渗感染和盆腔血肿感染并发脓毒血症。失败的主要原因是，尿路感染未预防性应用抗生素和尿管引流欠佳。鉴于此，有些医师提出，对腹膜外膀胱破裂以单纯尿液引流法治疗时应严格选择适应证，并注意以下事项：①诊断必须在 12 h 内作出。②无须手术探查的其他并发症。③无尿路感染的既往史。④裂口不大，且无明显出血者。⑤插入导尿管口径要够大，成人不应小于 24F，并保持引流通畅，若开始 24~48 h 不能达此目的者，应改用手术探查。⑥密切观察病情，若有指征随时手术。⑦预防性应用广谱抗生素，特别是针对革兰阴性杆菌的药物。

（2）手术治疗　手术步骤：耻骨上正中切口，依次切开下层筋膜并分离及牵开腹直肌以显露膀胱前间隙。腹膜外形和腹膜内型的膀胱破裂分别处理如下。

1）腹膜外型膀胱破裂：在膀胱前间隙可见大量血液和尿外渗。吸尽后显示膀胱前壁。骨折的耻骨不必细究。如骨折碎片或异物刺破腹壁下血管或膀胱可去除此碎片，结扎出血的血管以止血。必要时切开膀胱前壁探查膀胱内部，证实破裂部位及大小。去除无生机的组织后，裂口内层黏膜必须用可吸收缝线缝合。缝合时应注意避免缝扎输尿管。如病情危重，裂口近膀胱颈部而难以仔细缝合时，无须勉强修补，做耻骨上膀胱造瘘术并彻底引流膀胱前间隙后，裂口可自行愈合。膀胱裂口修复后，留置预留导尿管 1 周左右后再拔除。如腹壁、腰部、坐骨直肠窝、会阴、阴囊甚至股部有尿外渗时，必须彻底切开引流以免继发感染。

（2）腹膜内型膀胱破裂　切开腹膜，吸尽腹腔内的液体，探查膀胱圆顶和后壁以确定裂口，同时可在腹膜反折下切开膀胱前壁并观察膀胱内部。修复裂口后如无腹腔内脏损伤，即缝合腹膜。在膀胱前壁做一高位造瘘，并引流膀胱前间隙。

（3）晚期治疗　主要是处理膀胱瘘，必须待伤员一般情况好转和局部急性炎症消退后才可进行。长期膀胱瘘可使膀胱发生严重感染和挛缩，应采取相当防治措施。手术主要步骤是切除瘘管和瘘孔边缘的瘢痕组织，缝合瘘孔并做高位的耻骨上膀胱造瘘术。结肠造口应在膀胱直肠瘘完全修复愈合后才关闭。膀胱阴道瘘与膀胱子宫瘘应进行修补，在耻骨上膀胱另造瘘口，并引流膀胱前间隙。开放性膀胱损伤，应迅速手术探查，不仅能够了解膀胱损伤情况，还可了解其他并发症。对腹膜内膀胱破裂者，手术修补较为安全。已经明确有腹部并发伤的患者，手术探查同时处理膀胱乃顺理成章之举。手术处理原则包括充分清理膀胱周围和其他部位外渗的尿液，修补膀胱壁缺损，远离损伤部位行尿流改道。

除非因其他并发伤需特殊切口外，一般取耻骨上中线切口即可，必要时向上延长。切开腹直肌前鞘，分开腹直肌，即见膀胱周围的血肿。先切开腹膜，探查有否腹腔脏器损伤，如果并发有腹内器官损伤时，适当处理后再探查膀胱。对腹膜内膀胱破裂者，以3-0或4-0肠线分2层或3层缝合膀胱裂口，吸净腹腔尿液，缝合腹膜。若为腹膜外膀胱破裂，切开膀胱前壁，在膀胱内探查裂口部位、大小和数目，并于其内进行修补，切勿在外行广泛分离寻找裂口。探查过程中，要密切注意双侧输尿管开口，尤其在火器伤者。如有疑问，可静脉注射0.4%靛胭脂5 mL，5~8 min可见其开口有蓝色尿液排出，说明输尿管未发生损伤；也可向有疑问的输尿管内插入输尿管导管，经管流出清亮尿液时，亦表明输尿管无损伤。缝合靠近膀胱颈裂口时要特别小心，以免伤及括约肌。不论何种膀胱破裂，术后均应行耻骨上膀胱造瘘，膀胱周围放置引流。

膀胱破裂伴有膜部尿道损伤的处理：创伤所致膀胱与尿道同时破裂者并不少见，其发生率为10%~29%。①后尿道损伤伴有骨盆骨折的患者，经若干小时后，耻骨上仍摸不到膨胀的膀胱，患者亦无明显低血压，应考虑膀胱破裂之可能。②骨盆骨折伴随尿道损伤及多处损伤的患者，也应注意同时有膀胱破裂的存在。③下腹挤压伤后，尿道外口有血或有血尿的患者，应积极安排尿路造影。④骨盆骨折合并尿道损伤者，若无明显脱水征，亦无肾病既往史，但血尿素氮升高者应怀疑有腹膜内膀胱破裂的可能。⑤骨盆骨折伴尿道损伤的患者，因腹内伤需手术探查时，应探查膀胱，特别是膀胱内。⑥一经确诊，单经尿道插管，或经耻骨上插管易招致严重并发症。手术时最好先将膀胱破裂处给予修补，至于后尿道破裂，选择相应的方法予以治疗。

第四节　睾丸损伤

【概述】

阴囊软组织松弛，睾丸活动度较大，但阴囊内容物组织脆嫩，抗损伤能力较差，因此，阴囊及其内容物的损伤临床上并不少见。睾丸损伤一般多发生于青壮年，往往同时出现睾丸、鞘膜、精索及阴囊壁的损伤，常见的致伤原因多为直接暴力。

【病因】

睾丸位在浅表暴露部位，由于阴囊有良好的保护结构并且活动自如，所以受伤并不容易，受伤种类分为开放型、闭合型。受伤原因有直接暴力或间接损伤。

1. 创伤 在枪弹造成的损伤，常有多处合并伤，在弹片伤时睾丸会有部分、大部分或全部缺损，但至于直接穿刺伤，因为睾丸活动度大，伤及睾丸可能性小。

2. 挫伤 由于踢打、坠落或骑跨引起。在睾丸鼓膜损伤睾丸组织膨出成疝，如果伤及睾丸主要动脉则睾丸萎缩，严重者睾丸坏死，在睾丸扭转时，睾丸开始为出血性梗死，逐渐鞘膜囊中有渗出液体，最初为浆液性以后变为血性，在扭转仍不能解除时则动脉闭锁，血运停止，睾丸坏死、萎缩。

【症状】

（1）有阴囊部外伤史。

（2）局部剧痛：痛感可放射至下腹部、腰部或上腹部，甚至可发生痛性休克，疼痛时还可伴有恶心，呕吐症状。

（3）检查可见阴囊肿胀，皮肤青紫淤血，患侧睾丸肿大质硬，有明显触痛，常伴有阴囊血肿、鞘膜积液或鞘膜积血等，后期睾丸缺血萎缩时，睾丸小而软。

（4）睾丸破裂时，睾丸界限触不清；睾丸脱位时，阴囊空虚，常在下腹部，会阴部扪及睾丸状肿物；睾丸扭转时，睾丸升高呈横位或附睾位于睾丸前方，精索变粗，上抬阴囊和睾丸时，疼痛不减轻或反而加重。

【辅助检查】

B 超及多普勒检查对判断睾丸破裂及睾丸血供减少有一定价值，睾丸破裂时，可出现睾丸低回声区；睾丸扭转时，可出现伤侧睾丸血流灌注减少，若不能明确诊断，可进行手术探查。

【诊断】

由于睾丸包裹于阴囊内，通常表现为阴囊损伤、血肿、疼痛等，检查常难以判断是否有阴囊内容物特别是睾丸损伤，容易延误诊断和处理，最终导致睾丸切除。睾丸白膜内出血或阴囊内大血肿可产生局部高压，导致睾丸萎缩。双侧睾丸损伤更易忽略，症状较轻一侧的处理或一侧睾丸损伤处理不当，而引起健侧睾丸的萎缩，从而严重影响性功能甚至不育。因而对阴囊闭合性损伤和开放伤都应警惕睾丸损伤的存在，应立即行彩色 B 超检查。准确的诊断和及时有效的外科处理，可大大降低睾丸切除率，防止睾丸萎缩，保全性功能和生育能力。

【治疗】

睾丸损伤的治疗过程中尽量保留睾丸，损伤严重有休克者应抗休克治疗。

1. 创伤 清洁创面，清除坏死组织，修复缝合，尽量保留睾丸组织，以维持男性功能；有血肿者彻底清除，避免因血肿引起感染；在双侧睾丸受损伤时，在没有损伤睾丸动脉时不要切除睾丸，如睾丸已离断，可考虑应行睾丸原位移植或异位移植，阴囊损伤严重则行阴囊成形术以包裹睾丸。

2. 挫伤　局部有血肿伤后即刻冷敷，减少渗血。托起固定睾丸以减轻疼痛，血肿未能吸收者应切开引流，如睾丸肿胀疼痛难忍也可切开少许白膜减轻睾丸内压，但应警惕曲细精管疝的发生。

3. 脱位及扭转　应尽早将睾丸复位固定，除睾丸固定外，精索也做适当固定以避免再次脱位或扭转。如果治疗时间延迟，睾丸已坏死则切除睾丸，以避免阴囊内感染。

第五节　阴茎癌

【概述】

阴茎癌发病与包茎及包皮过长有密切关系。包皮垢淤积在包皮腔内长期刺激而诱发阴茎癌。阴茎乳头状瘤、凯拉增生性红斑、巨大尖锐湿疣及阴茎黏膜白斑等一些癌前病变，可以恶化发展为阴茎癌。本病绝大多数为鳞状细胞癌，其他如基底细胞癌和腺癌少见。阴茎癌主要经淋巴途径转移，可转移到腹股沟、髂血管旁及直肠周围淋巴结处。因双侧淋巴结交错相通，亦可转移到对侧。一般较少侵犯到尿道。当肿瘤穿透白膜时可侵入海绵体而发生血行转移，但多数发生在淋巴转移之后。

【病因】

阴茎癌的确切病因尚不清楚。目前以包皮过长、包茎、包皮垢学说较为公认。在美国，阴茎癌发病率为1/10万，未行包皮环切术阴茎癌发生的风险为1/600，细菌产物包皮垢长期刺激包皮和阴茎头是阴茎癌发生的最重要的原因。一般统计成年以后行包皮环切术不能预防阴茎癌的发生，因为已受到包皮垢的长期刺激。迄今尚未找到包皮垢是致癌物质的确切根据。有实验证实，将马的包皮垢接种于小鼠皮下而致皮肤癌；人的包皮垢涂于小鼠宫颈及阴道壁，可诱发鼠的宫颈癌，但也有未能诱发成癌的报道。

阴茎癌可能与病毒感染有关。单纯疱疹病毒Ⅱ型可能是阴茎癌和宫颈癌的致癌质，有关资料表明，阴茎癌的性伴侣中，宫颈癌的发病率高于正常组3～8倍。人乳头状瘤病毒（HPV）为环状双链DNA病毒，可感染各器官上皮。特殊类型的HPV可伴有男、女肛门生殖器疣和癌。阴茎癌中，HPV16占0%～49%，HPV18占9%～39%，HPV6和HPV11不常见。

【症状】

（1）阴茎癌多见于40~60岁有包茎或包皮过长者。

（2）早期癌变为阴茎头或包皮上皮增厚。大多数患者表现为阴茎头部丘疹、溃疡、疣或菜花样斑块，继则糜烂，边缘硬而不整齐，自觉刺痛或烧灼样痛，有脓性恶臭分泌物。有包茎或包皮不能上翻时，可隔着包皮仔细触摸，有肿块或结节感，局部有压痛。早期病变多在包皮环切后方可看到。

（3）早期病变如得不到适当处理，病情逐渐发展，疣状结节增大或溃疡扩大、加深，出现包皮紧张、变薄、发亮。肿块或溃疡边缘可露出包皮外口。进而癌肿穿破包皮，出现菜花状肿块或癌性溃疡，伴恶臭味分泌物。晚期肿瘤继续发展可侵犯整个阴茎和尿道海绵体，甚至浸润阴囊、阴囊内容物及耻骨前区组织。阴茎远端可因血液供应不良而坏死、脱落，局部疼痛难忍。浸润尿道海绵体后出现排尿疼痛、不畅甚至尿潴留或尿瘘。

（4）腹股沟淋巴结肿大，可能系癌肿侵犯，亦可为炎症反应。

（5）有远处转移时可出现转移部位的相应症状和全身消瘦、贫血、食欲不振等症状。

【辅助检查】

1. 影像学检查

（1）淋巴造影　对诊断转移有一定帮助，一般不作为常规检查。选择经足背部、阴茎、精索淋巴管注射造影法。若有转移可显示淋巴结不规则、充盈缺损，淋巴管变形、受压阻塞等征象。

（2）B超　可确定肝脏、腹腔有无转移灶。

（3）CT、MRI　检查腹膜后及脏器有无转移。

2. 其他检查　活组织检查为最重要的组织学诊断依据。原发癌肿进行活组织检查可明确癌肿的组织学类型、病理分级；腹股沟淋巴结活检可明确有无转移，有助于临床分期和治疗方案的制定。

【诊断】

1. 阴茎梅毒　阴茎头部及包皮处无痛性溃疡，肉芽呈紫红色，边缘高起发硬，与阴茎癌早期表现相似。但有冶游史，血清梅毒螺旋体血凝试验（TPHA）阳性，溃疡分泌物暗视野检查可以查到梅毒螺旋体。

2. 阴茎结核　病变多位于阴茎头、系带和尿道外口处。约2/3开始即为溃疡，边缘清楚，溃疡底覆有一层干酪坏死组织，其下为新鲜肉芽组织。约1/3开始为结核结节，逐渐发展成为溃疡，部分可形成瘘管。若病变累及阴茎海绵体并发生纤维瘢痕可使阴茎弯曲。分泌物涂片、培养或动物接种，检出结核分枝杆菌或局部活组织检查为结核病变。

3. 阴茎阿米巴病　阴茎头部溃疡，表面出血，有分泌物，可误认为阴茎癌早期。但溃疡渗出物及局部活组织检查可以发现阿米巴原虫及阿米巴包囊。

4. 软性下疳　本病病原体为杜克雷嗜血杆菌，经不洁性交感染。本病常发生于阴茎头或会阴部，开始为小红色丘疹，继而变为脓疮，扩大、破溃，形成卵圆形或圆形溃疡，深浅不一，有轻度触痛，严重者发生阴茎坏死。腹股沟淋巴结可肿大、疼痛、化脓、溃破。杜克雷嗜血杆菌苗皮肤试验阳性，分泌物直接涂片或培养可检出杜克雷嗜血杆菌。

5. 凯腊增殖性红斑　阴茎头及包皮处有界限明显的深红色的圆形片状的斑块，亦有硬结或溃疡者，常误认为是阴茎癌的癌前期病变，但病理学检查表现为表皮棘层细胞不良型增生，真皮内有淋巴细胞浸润。

6. 阴茎鲍恩病　为阴茎头部鳞状丘疹斑或红色鳞屑斑，界限清楚，或有浅表溃疡，阴茎癌早期不易鉴别。应用连续切片的病理组织学检查，位于表皮内时期的鳞状细胞癌为鲍恩病，癌细胞侵入真皮，则为阴茎鳞状上皮癌。

7. 阴茎角化症　阴茎角化症的早期阴茎头部出现硬结，逐渐高起长大脱屑，但不破溃。病理组织学检查可见乳头状鳞状上皮细胞团块，有许多棘细胞，基膜肥厚。

8. 阴茎尖锐湿疣　为阴茎冠状沟处病毒感染后引起上皮细胞增生的瘤样病变，可形成溃疡，与阴茎癌早期相混淆。但病理组织学检查可见上皮呈乳头状增生，表皮向下延伸，棘细胞层增厚，有多数核分裂。但没有细胞的不典型性和多形性生长，更没有浸润性生长。

【治疗】

阴茎癌应在病理证实后才开始治疗，以避免患者不必要的痛苦和精神创伤。制订治疗方案须以组织学类型、病理分级、临床分期和患者全身情况为依据。

1. 手术治疗　包括原发癌肿的手术和腹股沟淋巴结的手术。

（1）阴茎局部切除术　阴茎癌呈浸润性生长，局部切除复发率高达25%~45%，须慎重选用。仅适用于：①局限于包皮的癌肿，可单纯施行包皮环切术；②位于阴茎头的外生疣块型癌肿，直径0.7 cm以内，未浸润阴茎海绵体者；③疣状癌位于阴茎头，基底不超过阴茎头半径者。切除范围应距癌肿边缘0.5 cm，深部切至阴茎海绵体。切除标本须经全面病理检查，尤其是边缘，若切除不彻底须改行阴茎部分切除术。施行局部切除术的患者，必需定期随访。

（2）阴茎部分切除术　治疗阴茎癌原发灶效果肯定，最为常用。适用于：①位于阴茎头、包皮、冠状沟及阴茎体远端的Ⅰ～Ⅱ期阴茎癌；②侵及阴茎体的Ⅲ期阴茎癌，距肿瘤近缘 2 cm 且切除后阴茎海绵体残留 3 cm 以上者；若为年轻患者，阴茎海绵体残留 2.5 cm 者也可施行阴茎部分切除术，但需切除大部分阴囊，并用阴囊皮肤行阴茎尿道成形术。

（3）阴茎全切除术+尿道会阴部造口术　适用于：①癌肿较大、侵及阴茎体，癌肿近端正常阴茎海绵体不足 3 cm 者；②组织学Ⅲ～Ⅳ级的内生浸润型癌肿；③阴茎部分切除术后残端复发者；④临床Ⅲ～Ⅳ期，阴茎根部浸润不明显者；⑤尿道受累出现排尿不畅、梗阻或并发尿道瘘者；⑥阴茎体部癌肿，大部分恶性程度高，即使癌肿较小，也宜行阴茎全切除术。切除范围：紧贴耻骨上支切断阴茎海绵体脚，切除全部阴茎海绵体、阴茎皮肤和阴茎根部周围软组织。

（4）腹股沟淋巴结清扫术　阴茎癌首先经淋巴转移至腹股沟淋巴结，腹股沟淋巴结的正确处理为提高治愈率的关键，但应灵活掌握手术的适应证、手术时间和手术范围。

腹股沟淋巴结清扫术宜分期进行，最好于阴茎原发癌肿切除后 2～3 周施行。在此期间应用抗生素可减少或避免伤口感染。仅少数局部感染不重者可一期施行手术。

2. 放射治疗　阴茎癌放射治疗有保持阴茎完整、患者痛苦小等优点。放射治疗的指征：①原发性癌肿位于阴茎头部，直径<2 cm，无腹股沟淋巴结转移者；②癌肿为外生疣块型，浸润阴茎筋膜浅层；③组织学癌细胞分化较低的癌肿对放射治疗敏感；④年轻患者，尤其是拒绝手术治疗者；⑤有腹股沟淋巴结转移者，手术前、后放射治疗可提高治愈率；⑥晚期患者可缓解症状，延长寿命。阴茎癌的放射治疗应根据癌肿的大小和浸润的程度选用不同能量的常规 X 线治疗：腹股沟淋巴结转移用 ^{60}Co 治疗，一般作预防性照射；阴茎照射范围视病灶大小而定，一般要超出病灶 1～2 cm，行部分或全阴茎照射。腹股沟的照射要包括区域淋巴结，照射剂量为 ^{60}Gy（6 周内 30 次）。放射治疗的 5 年生存率：Ⅰ期、Ⅱ期病例可达 100%，Ⅲ期病例降为 31%。

放射治疗的注意事项：①应先行包皮环切术完全显露病变，待伤口愈合后开始；②放疗开始后 4～6 个月禁止性交；③放射总剂量不少于 45 Gy；④常见并发症有尿道狭窄、局部皮肤水肿、糜烂、坏死、阴茎萎缩、癌肿复发等。

3. 化学药物治疗　化学药物疗法适用于晚期不能手术的患者，以及配合手术和放射治疗。以往常用的抗癌药物有氟尿嘧啶和环磷酰胺等，但效果都不好，目前认为甲氨蝶呤、长春新碱和博来霉素联合应用效果较好，亦有人用顺铂治疗。

第六节　前列腺癌

【概述】

前列腺癌在欧美国家是男性癌死亡的主要原因之一，发病率随年龄增长，80 岁以上检查前列腺半数有癌病灶，但实际临床发病者远低于此数，前列腺癌发病有明显的地区和种族差异。据统计，中国人发病率最低，欧洲人发病率最高，非洲和以色列居中，我国及日本等国家为前列腺癌低发地区，但无选择 50 岁以上男性尸检前列腺节段切片发现潜化癌病灶数与欧美国家相近，因此有人认为东方人癌生长比西方人缓慢，临床病例较少。另外，前列腺癌与环境亦有关系。

【病因】

病因尚未完全查明，可能与种族、遗传、性激素、食物、环境有关，根据来自北欧瑞典、丹麦和芬兰等国的研究，很大程度上（约 40%）源于遗传基因变异，最近的分子生物学研究也揭示多种染色体畸变，这些因素和环境致癌因子（约占 60%）之间复杂而相互依赖的关系，目前还不很清楚。

【症状】

1. 阻塞症状　可以有排尿困难、尿潴留、疼痛、血尿或尿失禁。

2. 局部浸润性症状　膀胱直肠间隙常被最先累及，这个间隙内包括前列腺、精囊、输精管、输尿管下端等脏器结构，如肿瘤侵犯并压迫输精管会引起患者腰痛以及患者侧睾丸疼痛，部分患者还主诉射精疼。

3. 其他转移症状　前列腺癌容易发生骨转移，开始可无症状，也有因骨转移引起神经压迫，或病理骨折就医时始发现前列腺癌。

【分期】

前列腺癌 98%为腺癌，2%左右为鳞癌；75%起源于外周带，20%起源于移行带，5%起源于中央带。前列腺癌分期如下。

T_1：T_{1a} 临床阴性，TUR 标本癌占总体积 5%以下，T_{1b} 临床阴性，TUR 标本癌占总体积 5%以上；T_{1c} 临床阴性，前列腺特异性抗原>4 μg/L，活检证实癌。

【辅助检查】

1. 实验室检查

（1）血清前列腺特异性抗原升高，但约有 30%的患者前列腺特异性抗原可能不升高，只是在正常范围内波动（正常范围<4.0ng/mL）如将前列腺特异性抗原测定与直肠指诊结合使用会明显提高检出率。

（2）血清酸性磷酸酶升高与前列腺癌转移有关，但缺乏特异性，近年用放射免疫测定可提高其特异性。前列腺酸性磷酸酶为单克隆抗体，前列腺抗原测定有待提高其特异性，C期前列腺癌20%~70%有酸性磷酸酶升高，有淋巴结转移亦升高，如果持续升高则肯定有骨转移，血清酸性磷酸酶、前列腺酸性磷酸酶升高者在手术后下降，是预后较好的象征。在包膜内的前列腺癌酸性磷酸酶由前列腺细胞分泌，经前列腺导管排泄，前列腺癌时，癌细胞产生的酸性磷酸酶无导管排出或导管被癌病变梗阻，酶吸收入血循环，以至酸性磷酸酶升高。

2. 影像学检查

（1）B超检查　前列腺内低回声结节，但须与炎症或结石相鉴别。

（2）核素骨扫描　较X线拍片常能早期显示转移病灶。

（3）CT或MRI检查　可显示前列腺形态改变、肿瘤及转移。

前列腺癌的主要CT表现为增强扫描时癌灶呈现增强不明显的低密度区，被膜显示不规则，腺体周围脂肪消失，精囊受侵犯后可表现出精囊境界模糊，膀胱精囊角消失或精囊增大；当肿瘤侵犯膀胱或前列腺周围器官时，盆腔CT均可出现相应的改变，当盆腔淋巴结有肿瘤转移后，CT可以根据盆腔淋巴结群体大小的改变，判断有无转移发生。

前列腺癌的MRI检查主要选用T_2加权序列，在T_2加权像上，如高信号的前列腺外周带内出现低信号的缺损区，如前列腺带状结构破坏，外周带与中央带界限消失时应考虑前列腺癌。

（4）前列腺穿刺活检　可作为确诊前列腺癌的方法，未能穿刺取出肿瘤组织不能否定诊断。

【诊断】

（1）早期无症状，体检时可发现前列腺硬结，质硬如石，表面不平。

（2）晚期出现前列腺增生症状，如尿频、尿痛、尿流变细、排尿困难等，可能与同时伴有前列腺增生有关，但此时行直肠指检可发现腺体质硬而与周围组织固定，活动性差，对临床诊断非常重要，也可出现转移症状，如腰背部疼痛、血尿，伴消瘦、乏力、食欲不振等。

（3）前列腺特异性抗原血清测定：患者血清前列腺特异性抗原水平可增高，游离前列腺特异性抗原与总前列腺特异性抗原的比值降低；有转移时血清酸性磷酸酶可能增高，二者合并检查诊断符合率较高。

（4）B 超检查：前列腺内低回声结节，但须与炎症或结石相鉴别。

（5）核素骨扫描：较 X 线片常能早期显示转移病灶。

（6）CT 或 MRI 检查：可显示前列腺形态改变、肿瘤及转移。

（7）前列腺穿刺活检：可作为确诊前列腺癌的方法，未能穿刺取出肿瘤组织不能否定诊断。

【鉴别诊断】

前列腺癌是一种恶性疾病，应早期发现，早期治疗，因此必须与一些疾病相鉴别，以明确诊断。

1. 前列腺增生　二者一般容易鉴别，但在增生的前列腺腺体中，有的区域上皮细胞形态不典型，可被误认为癌，区别要点：增生腺体中腺泡较大，周围的胶原纤维层完整，上皮为双层高柱状，细胞核较前列腺癌患者的小，并居于细胞基底部，腺体排列规则，形成明显的结节。

2. 前列腺萎缩　前列腺癌常起始于腺体的萎缩部，应注意鉴别，萎缩腺泡有时紧密聚集，萎缩变小，上皮细胞为立方形，核大，很像癌变，但这类萎缩改变多累及整个小叶，胶原结缔组织层仍完整，基质不受侵犯，其本身却呈硬化性萎缩。

3. 前列腺鳞状上皮或移行上皮化生　常发生于腺体内梗死区的愈合部，鳞状上皮或移行上皮分化良好，无退行性变或分裂象，化生的最突出特征是缺血性坏死或缺乏平滑肌的纤维结缔组织基质。

4. 肉芽肿性前列腺炎　细胞大，可聚集成片状，具有透明或淡红染色胞质，小的泡状细胞核，很像前列腺癌，但实为巨噬细胞；另一类细胞则呈多形性，细胞核固缩，呈空泡状，体积小，成排或成簇排列，有时可见一些腺泡。鉴别时应注意肉芽肿性前列腺炎的腺泡形成很少，病变与正常腺管的关系无改变，常可见退行性变的淀粉样体和多核巨细胞，而前列腺癌的细胞呈砥柱状或立方形，有明确的细胞壁，致密嗜酸性的胞浆，细胞核较正常大，染色及形态可有变异，分裂不活跃，其腺泡较小，缺乏曲管状，正常排列形态完全丧失，不规则地向基质浸润，胶原结缔组织层已不存在，腺泡内含有少量分泌物，但很少有淀粉样体，前列腺癌如发生明显的退行性变，则组织结构完全消失，毫无腺泡形成的倾向。

5. 其他 前列腺癌应与前列腺结核、前列腺结石相鉴别。

【治疗】

前列腺癌的治疗方法包括随访观察、经尿道前列腺切除术、根治性前列腺切除术、放疗、冷冻治疗、内分泌治疗、综合治疗等。具体治疗方案的选择应根据患者的年龄、全身状况、各项检查以及所预测的前列腺癌临床分期、穿刺活检标本获得的肿瘤组织学分级、Gleason 评分以及有无盆腔淋巴结转移灶和远处转移灶等因素决定。

1. 前列腺癌各期患者的治疗原则

（1）前列腺癌 T_{1a} 期 治疗原则：①观察等待；②放疗；③根治手术：预期寿命>10 年，Gleason>7，经尿道前列腺切除术后前列腺特异性抗原>4 μg/L。

（2）T_{1b}、T_{1c}、T_{2a}、T_{2b} 期 治疗原则：①预期寿命<10 年，观察等待或放疗；②预期寿命>10 年，根治手术或放疗。

（3）T_{3a} 期 治疗原则：①去雄激素治疗；②放疗；③放疗+去雄激素治疗；④可考虑前列腺根治手术（预期寿命>10 年，Gleason>7）。

（4）T_{3b}，T_4，N_0 期 治疗原则：①去雄激素治疗；②放疗；③放疗+去雄激素治疗。

（5）TxN_1 期 治疗原则：①观察等待；②放疗+去雄激素治疗；③放疗。

（6）TxN_2 期 治疗原则为去雄激素治疗。

2. 具体选择治疗方案

（1）局限性前列腺癌的自然病程与治疗的选择 目前对局限性前列腺癌（临床分期 T_1 和 T_2）的患者主要治疗方法有根治性前列腺切除术、放疗或临床随访观察等。迄今为止，尚无大组的随机配对研究去直接比较手术和放疗这两种方法孰优孰劣，一些回顾性调查研究认为如研究时考虑到肿瘤的病理分级和前列腺特异性抗原水平的因素，这两种方法治疗的患者术后 5 年生存率基本相同，无明显差别。由于这两种方法无任何证据说明选哪种方法更好，因此医师在为患者选择适当的治疗方法时，主要考虑患者的全身情况及健康状况、该治疗的不良反应、患者的喜好和愿望等因素。例如，与放疗相比，采用根治性前列腺切除治疗后发生尿失禁和勃起功能障碍的危险性较大，但对肠道功能的影响很小。因此，在治疗局限性的前列腺癌时，应充分考虑到患者的需要和愿望。

（2）临床观察随访 在早期局限性的前列腺癌患者中有相当一部分的患者可以采取临床随访观察而不需立即处理，因为这部分患者观察期间的长期生存率与同年龄的无前列腺癌人群的生存率基本相同。选择随访观察的前列腺癌患者多为年龄较大、预期寿命短、可能为隐匿性肿瘤、无明显临床表现的患者。另外，由于移行带的肿瘤侵犯至直肠膀胱间隙的机会较小，发生远处转移的可能性较小，随访观察也是其可行的选择之一。适合于随访观察的理想患者应为血清前列腺特异性抗原<4 ng/mL、患者预期寿命短、肿瘤病理分级低的患者。该“疗法”最吸引人之处就在于其没有与各种治疗有关的病死率问题。但是患者经常意识到自己身上存在着未经治疗的癌肿，会产生严重的思想包袱和心理负担，这也是人们很少选择随访观察的原因。

（3）根治性前列腺切除术

根治性前列腺切除术是治疗局限性前列腺癌的主要方法，旨在彻底清除肿瘤，同时尽可能保留控尿功能和勃起功能。

1）经耻骨后前列腺根治性切除术：随着人们对健康普查的重视，越来越多的前列腺癌在早期就被发现。因此，接受根治性前列腺切除手术的前列腺癌患者也逐年增多。与经会阴手术途径相比，经耻骨后前列腺根治性切除术同时可以进行盆腔淋巴结清除术，能够准确地评价盆腔淋巴结受侵犯的情况，术后病理分期更加准确。因此，目前国内外大多数泌尿外科医师都采用耻骨后的前列腺根治性切除技术治疗前列腺癌患者，手术技术成熟。对适合手术治疗的前列腺癌患者进行手术可以完全切除患者体内的肿瘤，且目前该手术的病死率已大大低于1%。然而，手术后有2%~20%的患者会发生持续性尿失禁，70%的患者会出现勃起功能障碍，且有相当一部分患者术后会发生吻合口狭窄。术后尿失禁的原因包括手术时损伤神经血管束、患者年龄偏大、从前有经尿道前列腺切除手术史以及术前已存在排尿控制问题等因素。为了减少术后尿失禁的发生率，术中必须注意保存支配尿道外括约肌的神经以及腹下神经丛，可降低术后尿失禁的发生率和缩短术后恢复控制排尿的时间。

2）经会阴根治性前列腺切除术：是最早应用于前列腺癌外科治疗的手术方法，由于经会阴途径手术不能准确评价盆腔淋巴结转移情况，也不能同时行盆腔淋巴结清除术，因此术后患者的病理分期仍不准确。这点大大制约了该术式的临床应用。此外，经会阴手术时显露和完整切除精囊有一定的困难，术后勃起功能障碍发生率高等也使得多数医师选择经耻骨后手术途径。但是经会阴途径手术也有其优点，如手术时显露前列腺尖部尿道较清楚、尿道与膀胱吻合容易操作、术中出血较耻骨后径路手术为少等。如果术中注意解剖保护神经血管束也可以降低术后勃起功能障碍的发生率。

（4）放疗和冷冻疗法

放疗可以有效地控制前列腺癌，局部控制率达65%~88%。以往放疗前列腺癌失败的主要原因有：放疗剂量不足、肿瘤细胞对射线有耐受性、肿瘤体积计算过小错误以及照射有效边界不够等。现在计算机技术的发展使得放疗已进入到三维适形放射治疗（3D-CRT）阶段。3D-CRT的优点是使肿瘤组织及周围安全区内组织包括在靶区内，提高靶区内的照射剂量，高剂量又很少损伤到周围正常组织，不超过正常组织的耐受量。影响前列腺癌放疗疗效的因素有治疗前后的前列腺特异性抗原值、肿瘤的Gleason评分等。局限性前列腺癌接受放疗的理想适应证患者应该有较长的预期寿命、无明显的放射毒性易感危险因素且患者愿意接受放疗。现代放疗的不良反应有限，包括直肠刺激症状、腹泻、尿频、排尿困难等。持续性严重并发症的发生率仅为1%，包括勃起功能障碍、尿失禁性膀胱炎及直肠炎等病变。目前光子束外照射放疗已成为前列腺癌患者接受放疗的主要选择方法。尽管比较手术疗法与外照射疗法的疗效好坏非常困难，但有资料建议，如采用标准放疗剂量范围45~50 Gy治疗时，患者治疗后的生存率与生化成功率和手术治疗的患者相同。最近，还有证据表明如放疗剂量>67 Gy时，患者前列腺特异性抗原复发率较标准剂量治疗者为低，说明其对于治疗局限性前列腺癌更加有效。

第七节　泌尿外科常见疾病影像学诊断

一、肾、输尿管、膀胱结石

【概述】

肾和输尿管结石多见，易发年龄为20~50岁，男性多于女性；临床上典型症状为向下腹和会阴部的放射性疼痛及血尿。膀胱结石多见于10岁以下儿童和老年人，多原发于膀胱内，少数可由肾或输尿管结石下行而成。临床上表现为排尿疼痛和排尿困难、尿流中断、尿频、尿急和血尿等。

【影像学表现】

1. 肾结石　X线表现为肾影内高密度影，密度可均匀一致、分层状或浓淡相间；形态可为圆形、椭圆形、桑椹状或鹿角状。CT平扫可显示肾盏和/或肾盂内的高密度结石的大小、形态、数目。磁共振尿路成像可发现结石所导致的梗阻上方肾盏、肾盂扩张、积水。超声表现为肾窦区单发或多发点状或团状强回声，通常后伴声影。

2. 输尿管结石　X线表现为长圆形或梭形致密影，边缘多不光滑，其长轴与输尿管走行一致，常位于输尿管3个生理性狭窄处。CT平扫可发现输尿管走行区内的高密度影，横断面呈点状或结节状，上方的输尿管常有不同程度的扩张。磁共振尿路成像可发现结石所导致的梗阻上方的输尿管扩张、积水。

3. 膀胱结石　多为阳性结石，X 线表现为耻骨联合上方圆形、横置椭圆形、桑椹状致密影，单发或多发，大小不等；结石可随体位改变而移动，有的结石密度均匀、体积很大且占据整个膀胱，在平片上类似膀胱造影。CT 平扫时结石表现为膀胱腔内致密影，即使阴性结石，密度也明显高于其他病变。

【分析诊断及检查方法比较】

1. 诊断要点　包括：①典型临床表现为腹痛及镜下或肉眼血尿；②X 线和 CT 可显示肾脏内高密度影，可单发或多发；③尿路造影表现为肾盂、肾盏内的充盈缺损；④超声表现为肾窦区单发或多发点状或团状强回声，通常后伴声影。

2. 鉴别诊断

（1）肾结石　主要应与髓质海绵和肾钙化沉着症鉴别。

（2）输尿管结石　应与腹腔内淋巴结钙化、盆腔内静脉石鉴别。

（3）膀胱阴性结石　应注意与膀胱内肿瘤、血块相鉴别。

（4）阳性结石　需要与其他盆腔钙化相鉴别。

3. 检查方法的比较

（1）X 线平片　可显示泌尿系统阳性结石。

（2）尿路造影　可发现阴性结石，并可观察输尿管和肾盂有无扩张、积水，了解肾功能情况。

（3）CT 和超声　可确定结石的大小、形态和数目。

（4）MRI　对结石不敏感，故少用。

二、肾癌

【概述】

肾癌即肾细胞癌，是最常见的肾恶性肿瘤，约占肾脏恶性肿瘤的 85%，主要发生在老年人，男性多于女性。肿瘤好发于肾上腺或肾下极，多为单发，常为实质性不规则肿块。肾癌典型的临床表现是无痛性血尿和腹部肿块。

【影像学表现】

1. X 线表现　较大肾癌可致肾影局部增大。尿路造影检查时，肿瘤压迫使肾盏拉长、移位、变形，肾盏颈部狭窄，远端扩张积水，肾盏边缘毛糙不规则，这是肾癌的常见 X 线征象；肿瘤较大累及多个肾盏，可使受累肾盏互相分离和移位，形成“握球状”或“蜘蛛足”样表现。肾动脉造影动脉期显示肾动脉主干增粗，肿瘤周围肾动脉分支受推移、分开、拉直；肾实质期肿瘤内造影剂聚集，肿瘤区不均匀或不规则密度增高的肿瘤染色；静脉期还可显示肾静脉主干及其属支内癌栓或继发血栓形成的充盈缺损影。

2. CT 及 MRI　平扫可见肾实质呈类圆形或分叶状肿块，与正常组织分界不清，密度均一，相当或略低于邻近的肾实质，或为略高密度或混杂密度。T_1WI 肿块信号多为低信号，T_2WI 则多呈混杂信号。增强时肿块有不同形式和程度强化。MRI 检查的重要价值还在于确定肾静脉和下腔静脉内有无瘤栓及其范围，发生瘤栓时，血管内的流空信号消失。

3. 超声　肾表面常有隆起，并可见边缘不完整的肿块，呈强弱不等回声或混合性回声，可有坏死、囊变所致的局灶性无回声区。血管内瘤栓致腔内有散在或稀疏回声；淋巴转移呈低回声，位于肾动脉和主动脉周围。

【分析诊断及检查方法比较】

1. 诊断要点　包括：①临床表现是无痛性血尿和腹部肿块；②影像学表现为肾实质呈类圆形或分叶状肿块，并使肾盏拉长、移位、变形，有时可见血管内瘤栓；③可并发肾积水。

2. 鉴别诊断　少数囊性肾癌须与有感染、出血的肾囊肿鉴别。

3. 检查方法比较　肾癌的影像学诊断主要依赖 CT 和超声检查，MRI 的优点是可确定血管内有无瘤栓。

三、膀胱癌

【概述】

膀胱癌多为移行细胞癌，少数为鳞癌和腺癌。移行细胞癌常呈乳头状生长，也可侵犯肌层；部分移行细胞癌和鳞癌、腺癌呈浸润性生长，可造成膀胱壁局限性增厚、腔缩小。主要临床症状为无痛性肉眼血尿，伴有尿频、尿急、尿痛等膀胱刺激症状；晚期可有膀胱区疼痛，若血块阻塞膀胱出口，则出现排尿困难。

【影像学表现】

1. X 线　膀胱造影时，乳头状癌表现为突向腔内的结节状或菜花状充盈缺损，表面凹凸不平；非乳头状癌时充盈缺损不明显，仅显示局部膀胱壁僵硬。选择性髂内动脉造影可显示迂曲扩张的肿瘤血管粗细不均，毛细血管期可见不同程度的肿瘤染色。

2. CT、MRI 和超声　肿瘤的密度、信号强度和回声不同于尿液和膀胱周围脂肪组织，表现为向腔内生长的肿块，并可显示肿瘤侵犯肌层所造成的膀胱壁增厚和对周围组织和邻近器官的侵犯，以及盆腔淋巴结转移。

【分析诊断及检查方法比较】

1. 诊断要点

（1）临床上出现无痛性肉眼血尿及膀胱刺激症状。

（2）影像学检查发现向腔内生长的肿块并有膀胱壁受侵及转移征象。

（3）膀胱镜活检可明确诊断。

2. 鉴别诊断　膀胱肿瘤应与膀胱阴性结石、血块、前列腺增生及其他造成膀胱内充盈缺损的肿瘤鉴别。

3. 检查方法比较　平片诊断价值不大，尿路造影可以发现膀胱内肿块，而超声、CT和MRI检查既有利于与其他肿块的鉴别诊断，又能准确显示肿瘤侵犯的范围和程度及确定有无对周围组织的侵犯和淋巴转移。

四、肾盂癌

【概述】

肾盂癌占肾恶性肿瘤的8%~12%，好发于40岁以上男性。临床上主要症状是间歇性无痛性血尿和胁腹部痛，肿瘤较大时或并发肾积水，严重时，可触及肿块，晚期可有贫血和体重减轻等症状。

【影像学表现】

1. X线　尿路造影显示肾盂、肾盏内有固定不变的充盈缺损，形态不规则，肾盂、肾盏有不同程度扩张，当肿瘤侵犯肾实质可致肾盏移位、变形。

2. CT　平扫检查，表现为肾窦部肿块，其密度高于尿液而低于肾实质；肿块周围肾窦脂肪受压，并可侵入邻近肾实质。增强检查，肿块仅有轻度强化，当肾盂、肾盏明显强化时，能清楚显示肿瘤导致的充盈缺损。

3. MRI　平扫检查表现类似于CT检查的表现。肿瘤较小，仅局限于肾盂内，表现为腔内肿块，在T_1WI和T_2WI上显示其信号均匀，与肾实质信号相似；肿瘤较大并伴有肾盂、肾盏积水时，T_1WI上肿块信号高于周围尿液，而在T_2WI上肿块信号则低于周围尿液。

4. 超声　表现强回声的肾窦发生变形，内有低回声团块；肾积水明显时，于团块周围排列着扩张的肾盏，颇具特征。

【分析诊断及检查方法比较】

1. 诊断要点

（1）临床以间歇性、无痛性血尿和肋腹部痛为主要表现。

（2）影像学表现为肾盂、肾盏内实性肿块。

（3）可并发肾积水。

2. 鉴别诊断　肾盂癌应与肾盂内血块、阴性结石鉴别。

3. 检查方法的比较　尿路造影有利于较小肾盂癌的发现，而超声、CT 和 MRI 检查则能发现较大的肿瘤，并可确定其范围及有否输尿管和/或膀胱的种植性转移。

（孔德文　陈书宽　苏　伟　姜园园　樊国栋　张启勋）

第四章　神经外科常见疾病治疗

第一节　脑脓肿

【概述】

颅外化脓性感染侵入颅内引起化脓并在脑内形成局限性脓肿称为脑脓肿。其病原体主要为细菌，但真菌、原虫及寄生虫亦可侵入脑内形成脓肿。

【病因、分类及病原菌】

脑脓肿为颅内继发性化脓性疾病，因其原发感染灶不同而有不同的病因及分类。各类型脑脓肿的好发部位、致病菌均有差异。

1. 耳源性脑脓肿　多见，常为慢性中耳乳突炎伴有急性发作，感染经破坏的鼓室盖或乳突小房顶部，或经迷路、乙状窦化脓性感染侵入颅内，以同侧颞叶最多见（约52%），其次为同侧小脑（约40%），以变形杆菌、厌氧性链球菌为主。

2. 血源性脑脓肿　因身体其他部位感染经血行播散到脑部形成脓肿。感染可来自皮肤疖肿、脓毒血症、肺化脓症、细菌性心内膜炎、盆腔感染等，脓肿可多发或单发，好发于额、顶叶等大脑中动脉供血区，以金黄色葡萄球菌最常见。

3. 外伤性脑脓肿　多继发于开放性颅脑外伤，尤其是硬脑膜有破损的开放伤，异物、碎骨片一旦进入颅内可将感染源带入脑内形成脓肿，外伤性脑脓肿多位于外伤部位或其邻近，或异物、碎骨片所在部位，以金黄色葡萄球菌居多。

4. 头部感染直接侵入颅内形成脓肿　如头皮疖肿、颅骨化脓性骨髓炎、鼻旁窦炎等感染侵入颅内形成脓肿，我国因鼻窦炎引起的脑脓肿（鼻源性脑脓肿）少见，仅占脑脓肿的0.7%~1.4%，而国外报告可达5%~15%，鼻源性脑脓肿多位于额叶底面，常为混合性细菌感染。

5. 隐源性脑脓肿　占脑脓肿的12.2%~42.9%，感染来源常不能明确，解释为原发感染较轻，于短期内消退，或肌体抵抗力强，或因使用抗生素后炎症已得到控制，但细菌潜伏于脑内，当肌体抵抗力下降时则形成脓肿。因此隐源性脑脓肿实为血源性脑脓肿。

【病理】

根据脓肿形成的过程，从病理学上将脑脓肿分为 4 个时期。

1. 早期脑炎期（感染种植后 1~3 天） 于脓肿中心有坏死区，其边缘小血管周围有大量炎性细胞浸润，周围有明显水肿。

2. 晚期脑炎期（4~9 天） 脓肿区为液化坏死区并不断扩大，血管周围除炎症细胞外并有少量成纤维细胞及新生血管。

3. 早期包膜形成期（9~13 天） 脓肿中心坏死区周边有较多的组织细胞、纤维细胞，成纤维细胞开始增多，有大量新生血管，胶原包膜已开始形成，白质内水肿减轻。

4. 晚期包膜形成期（14 天以后） 坏死周围炎性细胞及成纤维细胞数量减少，纤维细胞增多，仍有大量新生血管，胶原包膜已形成。

脑脓肿包膜形成的快慢并不恒定，与炎症性质、致病菌毒力、肌体免疫能力等有密切关系，如阿米巴性脑脓肿几乎无包膜形成，革兰阴性细菌引起的脑脓肿或肌体抵抗力低下的衰弱患者包膜形成亦差。

脑脓肿常为单个或多发，大多为单房，也可为多房性脓肿。

【临床表现】

脑脓肿的临床表现与脓肿所处的时期、部位有着密切的关系。

1. 全身症状 患者除有原发感染灶的症状外，一般于感染侵入颅内时多有不同程度的全身感染症状，如发热、发冷、头痛、困倦无力、血白细胞增多，急性期一般不超过 2~3 周，一旦包膜形成后体温多为正常。

2. 颅内压增高症状 在急性脑炎期因广泛严重脑水肿及形成脑脓肿后如同占位病变一样均引起颅内压增高，患者出现头痛、呕吐、嗜睡或意识障碍。头痛多呈持续性伴有阵发性加重，严重时伴有呕吐，小脑脓肿更为突出。检查时患者有脉缓、血压升高、视盘水肿或局限性神经体征，由于脓肿周围脑水肿常比脑瘤严重，生命体征变化亦比脑肿瘤明显，脉缓较为常见。

3. 局限性神经体征 因脓肿所在部位不同可出现脑相应部位损害的局限神经体征，颞叶脑脓肿多见，患者可出现对侧偏盲。小脑脓肿可出现水平相眼球震颤，患侧肢体共济失调，龙贝格征阳性等局限体征，并可同时有颅压增高的症状与体征。

4. 脑内小脓肿　自 CT 广泛应用以来，脑内小脓肿检出率日渐增多。此类脓肿患者多为青少年，常无明显感染史，或症状很轻，疑为“感冒”，癫痫发作常为首发症状，且多为局限性发作，可扩散为大发作，可有肢体麻木或无力，即或出现也都很轻微。CT 或 MR 扫描脑皮质浅层，2 cm 以下的低密度区周围有环影，强化后更明显，脓肿病灶周围有不同程度的低密度水肿区，中线结构多不移位。

5. 脑脓肿危象　脑脓肿多位于颞叶或小脑，故易发生脑疝危象。

颞叶脑脓肿易产生患侧颞叶钩回疝（小脑幕切迹疝），即颞叶钩回疝至小脑幕下缘压迫中脑、大脑脚并影响脑脊液循环，患者出现嗜睡、意识障碍、昏迷等，且意识障碍不断加深，患侧瞳孔扩大，因大脑脚受压产生对侧肢体力弱或瘫痪，并出现锥体束征，还有血压升高、脉缓、呼吸变慢等生命体征的改变。小脑脓肿易产生枕大孔疝（小脑扁桃下疝），患者突然昏迷，出现瞳孔散大及生命体征改变，很快即出现呼吸停止，如不及时采取急救措施患者很快死亡。脑脓肿的另一危象即脓肿破裂，脓肿破入脑室，也可破裂至蛛网膜下隙，一旦脓肿破裂大量脓汁破入脑室内或蛛网膜下隙，形成急性化脓性脑室炎或脑膜炎。患者高热、昏迷，出现明显的脑膜刺激征或角弓反张，并有癫痫发作。外周血及脑脊液中多形核白细胞明显增高，脑脊液甚至可呈脓性，如不及时救治，势必危及生命。

【诊断】

有原发性感染病灶及颅内占位病变症状与体征同时出现时，做出脑脓肿的诊断并不困难，唯对感染源不明确的隐源性脑脓肿诊断常有困难，易于与脑瘤等其他占位性病变相混淆，需用其他辅助检查以明确诊断。

【辅助检查】

1. 颅骨 X 线平片　仍有其诊断价值，可能显示颅内压增高的 X 线征象（如脑回压迹增多、骨缝分离、后床突脱钙等）、松果体钙化移位、鼻旁窦炎、乳突炎、颅骨骨折、颅内异物等。

2. CT 扫描　可明确脑脓肿所在部位、大小及其所处的病理时期。CT 平扫脓汁为低密度区，脓肿壁呈高密度，其外为低密度水肿区，脑室可受压、变形及移位。强化后脓肿壁呈明显强化环影。小脑脓肿尚可见到第四脑室移位及幕上脑室扩大。

3. MR 成像　对脑脓肿可精确定位，在 T_1 加权成像脓肿中心呈低信号，T_2 加权成像呈高信号，外周为高信号水肿区，并可见到脑室及中线结构移位。在脓肿包膜形成后脓肿周围于 T_2 加权成像上显示一低信号暗带。

4. 实验室检查

（1）外周血白细胞常正常或轻度增高。

（2）70%～90%脑脓肿患者红细胞沉降率（血沉）加快。C 反应蛋白增加。

（3）腰椎穿刺检查可有脑压增高，脑脊液中白细胞增加，但对本病诊断帮助不大，并有可能诱发脑疝，故一般不主张做腰穿检查，特别是小脑脓肿更不宜行腰穿放脑脊液。

【鉴别诊断】

1. 脑肿瘤　CT、MRI 有助于鉴别诊断，但部分脑脓肿 CT 强化扫描时环影强化呈不规则状，薄厚不均，周围有大范围水肿带，常与恶性胶质瘤相混淆，但恶性胶质瘤一般病史较长，身体无感染病灶，血沉及 C 反应蛋白多正常。

2. 化脓性脑膜炎　常易与耳源性脑膜炎混淆，但脑膜炎患者常有发热、脉速、脑膜刺激征明显，CT 或 MRI 检查无占位性病变。

3. 化脓性迷路炎　与小脑脓肿相似，但无头痛，而眩晕呕吐严重，也有眼球震颤、共济失调及强迫头位，但眼底正常，CT 或 MRI 扫描无占位性病变。

【治疗】

1. 抗生素治疗　对处于脑炎期的脑脓肿，小型（2 cm 以下）脑脓肿可使用抗生素治疗。手术治疗前后亦需全身应用抗生素，根据脓培养及细菌对抗生素敏感程度选用有效抗生素，并应注意抗厌氧菌治疗。临床上常选用甲硝唑，成人剂量 500 mg 静脉滴注每 8 h 一次，口服 400 mg，3 次/d。儿童为 7.5 mg/（kg・d），静脉滴注，口服 3.7～7.5 mg/（kg・d）。在细菌培养未出结果前应选用广谱抗生素。

2. 激素治疗　可减轻炎症所致的脑水肿，改善临床症状与体征，但同时抑制白细胞进入病灶，使病灶内的巨噬细胞减少，阻碍脓肿壁的形成，因此使用激素时必选用大量有效抗生素，防止炎症扩散。

3. 手术治疗

（1）穿刺抽脓术　在 CT 或 MRI 定位下，穿刺脓肿抽脓，并可向脓腔内注入抗生素，经数次抽脓后脓腔闭合而治愈，此法简单、安全，适于各部位脓肿，在立体定位或神经导航导引下也可对位于脑干、基底节等重要功能部位的脓肿行穿刺治疗。但脓腔内有异物者穿刺治疗不能使其治愈。

（2）脓肿切除术　包膜形成良好的慢性脑脓肿患者手术切除脓肿效果好，后遗症少，特别是脓肿内有异物、多发脓肿或脓肿破溃者均应手术切除脓肿。

第二节 烟雾病

【概述】

烟雾病又称脑底异常血管网，是一组以颈内动脉虹吸部及大脑前、中动脉起始部狭窄或闭塞，脑底出现异常的小血管网为特点的脑血管病。因在脑血管造影时呈现出的许多密集成堆的小血管影似吸烟吐出的烟雾而命名。

烟雾病的病因不明，以儿童发病多见。其病理解剖基础表现为颈内动脉末端或其分支大脑前、中动脉起始段进行性狭窄或闭塞，伴大脑基底异常纤细的新生血管网形成，以及广泛的颅内动脉之间和颅内外动脉之间形成血管吻合为特征的脑血管疾病。

【临床表现】

1. 青少年型　缺血症状常见，包括短暂性脑缺血发作、可逆性缺血性脑疾病，严重者可出现脑梗死。可因用力或过度换气（如吹奏乐器、哭喊）而诱发。一般在 10 岁左右病理变化明显，之后逐渐稳定。典型的临床表现有交替性肢体偏瘫，也可表现为癫痫发作、感觉障碍、智力迟钝和头痛。

2. 成年型　出血更常见。可表现为卒中样发作、癫痫发作和不自主动作等。多由于脆弱的颅底烟雾状血管或伴发的微小动脉瘤破裂而产生。出血部位为基底节、丘脑或脑室出血或有蛛网膜下隙出血。

【辅助检查】

1. 影像学检查

（1）全脑数字减影血管造影（DSA）　是确诊本病的主要检查方法（表 4-1）。

表 4-1　烟雾病血管造影分期

分期	造影表现
1	颈内动脉床突上段狭窄，通常为双侧
2	在脑底形成异常烟雾状血管（Moyamoya 血管）
3	颈内动脉狭窄进展，Moyamoya 血管明显（大多数病例在此时期得以诊断）
4	整个 WIllIs 环闭塞，颅外侧支循环开始出现，Moyamoya 血管开始减少
5	4 期的进一步发展
6	Moyamoya 血管和主要的脑动脉完全消失

（2）SPECT 或 PET　可了解全脑缺血程度。

（3）头颅 CT 和 MRI　约 40%有缺血症状的患者 CT 表现正常。低密度区常局限于皮质及皮质下（与动脉硬化性疾病或急性婴儿偏瘫不同，后者低密度区多在基底节），倾向于多发及双侧，特别是大脑后动脉供血区的病变（因其侧支循环差），多见于儿童。

（4）脑电图　在成人多无特异性。在少儿病例中，休息时可见高电压慢波，主要在枕叶和额叶。过度换气可产生一种单相慢波并在过度换气 20～60s 后恢复正常。在一半以上的病例中，在此之后会出现一个与前一个慢波相延续的二相慢波（称为重组），它比前一个慢波更不规则并更慢，通常在 10 min 内恢复正常。

2. 实验室检查

（1）血免疫球蛋白。

（2）脑脊液碱性或纤维细胞生长因子。

3. 颈内动脉超声检查　可了解颈内动脉的狭窄程度及血流速度。

【治疗】

目前尚无能够有效减少成人烟雾病出血发生率的药物或外科治疗手段。对于有缺血症状的患者可考虑应用可的松、阿司匹林、血管扩张剂和抗凝剂等。

1. 非手术治疗

（1）脑室内出血

1）患者如意识不清，应及时行脑室穿刺外引流。

2）进行止血（如 6-氨基己酸等）、脱水等对症治疗。

（2）脑梗死的治疗主要是扩张血管和其他对症治疗。

2. 手术治疗

（1）手术适应证　脑缺血的临床症状明显，可以考虑手术治疗。

（2）治疗方法　尚无疗效肯定的方法，下述方法可供选择：

1）脑-颞浅动脉贴敷术、脑-颞肌贴敷术、脑-硬脑膜动脉贴敷术、大网膜颅内移植术等。

2）颞浅动脉与大脑中动脉吻合术。

3）对于 ECT 检查有双额缺血的患者，可行双额钻孔、蛛网膜剥脱术。

4）双侧颈内动脉外膜剥脱术。

（3）术后处理　贴敷术及血管吻合术的患者，术后应用血管扩张药物。

3. 出院医嘱　出院后需门诊长期随诊复查。6 个月及 12 个月后复查脑血管造影或发射计算机断层成像。出院后继续应用扩张血管及神经营养药物。

第三节　海绵状血管畸形

【概述】

海绵状血管畸形也称海绵状血管瘤，是一种边界清楚的良性血管性错构瘤。它由形状不规则、厚薄不一的窦状血管性腔道组成，占中枢神经系统血管畸形的5%~13%，尸解中占0.02%~0.13%。多位于脑内，但不包含神经实质、大的供血动脉或大的引流静脉。大多数位于幕上，10%~23%位于颅后窝，多见于脑桥。通常直径为1~5 cm。半数多发，可有出血、钙化或栓塞。偶见于脊髓。可分为两型：散发型和遗传型。后者的遗传方式是孟德尔常染色体显性方式，并有多种表现型。

【临床表现】

（1）癫痫发作约占60%。

（2）进行性神经功能缺损约占50%。

（3）出血约占20%，通常为脑实质内出血。此类病灶倾向于反复发作的少量出血，极少出现灾难性大出血。

（4）脑积水。

（5）无症状偶然发现。

【辅助检查】

脑内海绵状血管畸形的诊断主要依靠脑CT和MRI。DSA检查通常为阴性。

1. 颅脑CT　可清楚显示病变的出血和钙化。可能遗漏很多小的病灶。

2. 脑MRI　对于本病的诊断具有特异性，在T_1和T_2像上病变呈类圆形混杂信号，MRI的T_2加权是最敏感的，可见病变周边被一低信号环完全或不完全地包绕（含铁血黄素沉积环）。若发现同样特点的多发病灶或患者存在家族史，则强烈支持该诊断。

有一个以上家庭成员有海绵状血管畸形患者的第一级亲属，应做增强CT或MRI检查及适当的遗传咨询。

【治疗】

脑海绵状血管畸形的治疗方法主要分为保守治疗和手术治疗。

1. 保守治疗　一般来讲，对于无症状、较小及位置表浅的海绵状血管畸形，可采取CT和MR随访下保守治疗，包括药物控制癫痫发作等。

2. 手术治疗　手术切除病变是根本的治疗方法，它的治疗指征仍没有统一。无框架立体定向导航下的微创手术治疗是目前手术治疗脑海绵状血管畸形的最佳选择。对于非功能区的表浅病变，如果病灶反复出血而逐渐增大或癫痫反复发作而药物控制不满意，可采取手术治疗。位于功能区和脑深部（如脑干）的病变，若术前已有神经功能障碍，可考虑手术治疗。未出血或偶然发现的病变，应根据病变的部位和大小权衡手术治疗是否会带来新的并发症或功能缺陷，然后再决定是否手术。

放射治疗（包括立体定向放射外科）对本病的效果仍存在争议，目前多数意见认为本病对放射治疗不敏感。

第四节　颈动脉粥样硬化

【概述】

动脉粥样硬化是颈动脉狭窄或闭塞的主要原因。作为主要的脑供血动脉，颈动脉狭窄或闭塞可引起缺血性脑卒中，严重者还可导致死亡。肾动脉狭窄到一定程度便需要手术治疗切除硬化斑块，或行直接置入，抵抗狭窄的血管，恢复动脉血流。

【临床表现】

动脉粥样硬化斑块可造成动脉管腔狭窄及脑动脉栓塞，从而引起脑缺血表现。根据脑缺血后脑损害的程度，其临床表现可分为两类，一类是由于轻度或短暂的供血不足引起暂时性神经功能缺失，但无明显脑梗死存在，临床上表现为短暂性脑缺血发作（TIA）；另一类因缺血程度较重，持续时间较长，造成脑梗死，临床上表现为可逆性缺血性脑疾病、进行性卒中和完全性卒中。

1. 颈动脉系统　TIA 病变对侧肢体常出现突然发作的麻木、感觉减退和感觉异常、上肢和/或下肢无力、面肌麻痹（中枢性）或单眼突发黑朦。如病变在优势半球常伴有语言障碍。症状在 24 h 内完全消失。

2. 脑梗死

（1）可逆性缺血性神经功能缺失　发病似卒中，出现神经功能障碍较轻，24 h 以后逐渐恢复，一般在 1~3 周内功能完全恢复，脑内可有小范围的梗死灶。

（2）进行性卒中　卒中症状逐渐发展，常于 6 h 至数日内达高峰，脑内有梗死灶存在，脑血管造影常显示颈内动脉或大脑中动脉闭塞。

（3）完全性卒中　卒中症状发展迅速，在发病后数分钟至 1 h 内达高峰，并且稳定而持续地存在，其症状和体征随闭塞动脉的不同而异。

【辅助检查】

颈动脉狭窄或闭塞的诊断主要依靠颈部超声检查、CTA、MRA、高分辨率 MRI 和数字减影血管造影。后者属于创伤性检查，但仍是目前确定颈动脉狭窄的主要检查方法。通过辅助检查可以了解颈动脉狭窄的部位、程度以及侧支循环的代偿情况。

【治疗】

1. 保守治疗

保守治疗包括扩血管、改善脑血流和脑代谢的药物治疗等。

2. 外科手术治疗

颈动脉内膜剥脱术是目前有效的治疗方法。

（1）手术指征　仍未统一，公认的主要有 3 种。

1）颈内动脉颅外段严重狭窄：

A. 对于症状性狭窄患者（TIA 或卒中），目前认为当狭窄>50%时，颈动脉内膜剥脱术的疗效肯定。

B. 对于无症状的患者，当狭窄>60%或动脉粥样硬化斑块不稳定时，建议手术治疗。

2）狭窄部位在下颌角以下，手术可及者。

3）完全闭塞 24 h 以内，也可考虑手术；闭塞超过 24 h，已发生脑软化者，不宜手术。

（2）麻醉　可分为全身麻醉和局部麻醉 2 种。

1）全身麻醉

A. 优点：

a. 全程气道控制和动脉二氧化碳浓度控制。

b. 巴比妥类药物提供脑保护。

c. 术中低温技术等。

B. 缺点：

a. 术中脑灌注监测：包括经颅多普勒超声、近红外分光镜、脑电图和体感诱发电位等技术的敏感性和特异性均较差，以至于缺乏准确的参数来决定分流技术的实施与否。

b. 异氟烷潜在的偷盗现象，脑保护所需要的高浓度异氟烷以及术后恶心、呕吐等。

c. 心血管系统的反应也较常见，如麻醉诱导的交感反应、气管插管、手术切口及拔管等均可导致冠脉循环和脑循环的损害。

2）局部麻醉

A. 优点：

a. 术中脑灌注监测敏感性高。

b. 分流使用率减少。

c. 心血管系统并发症减少。

d. ICU 和住院天数减少。

e. 费用少。

f. 对于慢性阻塞性肺疾病患者可避免插管。

g. 避免“盲目”升高血压对心脏的有害作用等。

B. 缺点：

a. 各种局麻技术的并发症。

b. 急诊术中气道控制差。

c. 心肌缺血的发生率高。

d. 术中对患者与医师间的相互合作及交流能力要求较高。

3. 颈动脉扩张支架成形术　近年来，关于颈动脉支架的临床应用日渐增多，其创伤小且疗效肯定，可达到手术不能到达的部位，如颈内动脉颅底段及虹吸部，其技术已越来越成熟，除支架的种类增多和新的支架不断问世外，还研制成了防止颈动脉斑块脱落而导致脑栓塞的保护伞。但大规模的前瞻性研究正在进行，远期疗效有待进一步研究。

第五节　上皮样和皮样肿瘤

【概述】

上皮样与皮样肿瘤或称囊肿，均为胚胎性、良性肿瘤。在妊娠 3~5 周神经管闭合时，如果混有外胚层或中胚层的成分，出生后即可引起颅内的胚层组织肿瘤。上皮样囊肿（又称胆脂瘤或表皮样囊肿）仅含外胚层组织成分，上皮样囊肿含有中、外胚层组织成分。和皮肤一样，这些肿瘤以线性速度生长，生长较为缓慢。可发生在颅盖（在颅骨形成过程中外胚层嵌入所致）、颅内、头皮以及椎管内。上皮样与皮样囊肿的临床特征类似，两者最显著的区别是皮样囊肿内含毛发和皮脂。

【好发部位】

1. 上皮样囊肿　脑桥小脑角、鞍上池、颅中窝（硬脑膜外）、脑室系统（第四脑室多见）、脊髓等。

2. 皮样囊肿　鞍旁区、半球间裂、颅后窝中线区、四叠体池等，幕下多见，幕上少见，可伴有中线骨缺损和皮毛窦。

【临床表现】

根据肿瘤的部位不同而异。可以和相同部位的其他病变表现一致，此外，还可出现因囊肿破裂而反复出现的无菌性脑膜炎。症状包括发热及脑膜刺激征。脑脊液显示细胞增多、糖含量降低、蛋白升高及培养阴性。可见胆固醇结晶。无菌性脑膜炎有时可见脑脊液中大量巨噬细胞。

【影像学检查】

影像学检查主要包括头颅 CT 和 MRI。

1. 上皮样囊肿　CT 为低密度（CT 值为-14～14Hu），略高于脑脊液，边界清楚，形态多不规则，易沿邻近脑池生长，邻近脑室受压变形、移位。瘤体和囊壁本身不强化。强化提示可能有恶性上皮细胞成分，部分患者出现骨侵蚀。MRI 在 T_1 加权像上信号稍高于脑脊液，T_2 加权像上肿瘤与脑脊液信号相似。但由于肿瘤内容的成分多变，其表现出的信号特点也多变，这是此类肿瘤的特点。如肿瘤含液态胆固醇以及甘油三酯时，表现为在 T_1 加权像上呈高信号。

2. 皮样囊肿　头颅 CT 可显示颅后窝中线区圆形或类圆形低密度肿物。CT 值：-15～10Hu。边界清楚，可见钙化斑。脑室受压移位，可伴随上脑积水；一般肿瘤不强化，但当反复感染时，窦道和瘤壁可因肉芽组织增生而强化。MRI 表现为颅后窝中线区内圆形肿物，呈脂肪性短 T_1 信号特征，因为皮样囊肿内含有部分液态的胆固醇。

【鉴别诊断】

见表 4-2、4-3。

表 4-2　上皮样囊肿与皮样囊肿的比较

特征	上皮样囊肿	皮样囊肿
占脑肿瘤的百分比	0.5%～1.5%	0.3%
排列	鳞状上皮层状排列	包括皮肤附属器官（毛发和皮脂腺）
内容物	角蛋白、细胞碎片和胆固醇	同上皮样囊肿，加毛发和皮脂
部位	更靠外侧（如 CPA）	中线附近更常见
伴发的异常	倾向于单独存在	多达 50%的病例伴有其他先天异常
脑膜炎	无菌性脑膜炎可短暂反复发作	可有反复发作的细菌性脑膜炎

表 4-3　上皮样囊肿与胆固醇肉芽肿的特征比较

特征	上皮样囊肿	胆固醇肉芽肿
起源	CNS 内残余外皮，通常为先天性、获得性	慢性炎性细胞围绕胆固醇结晶（来自 RBC 膜降解物前体细胞），慢性中耳感染或病理性鼓室积血
症状	因部位而异	通常包括前庭或耳蜗功能异常
影像	CT：低密度、无强化，33%出现骨侵蚀； MRI：T_1 加权像高信号稍高于脑脊液，T_2 加权像肿瘤及脑脊液均为相似的高信号	CT：均匀等密度，环形强化，岩骨广泛破坏； MRI：T_1 及 T_2 加权像均为高信号
大体表现	珍珠白	棕黄（因含铁血黄素沉积）
显微镜下病理	层状排列的鳞状上皮细胞	成纤维细胞增生、胆固醇、吞噬了含铁血黄素的巨噬细胞，巨噬细胞反应
理想治疗	积极地近全切除	次全切除加引流

【治疗】

（1）以外科手术治疗为主。

（2）切除上皮样囊肿时需小心以免内容物溢出，因为这些物质的刺激性很强，可导致严重的化学性脑膜炎。术中可使用氢化可的松冲洗（100 mg/L），以减少术后交通性脑积水的发生。围手术期静脉注射皮质激素及术中用大量生理盐水冲洗可以起到类似的作用。

（3）肿瘤全切除主要应注意肿瘤壁的切除，因为这才是“真正的”肿瘤组织；由于囊壁致密，与周围粘连严重，常残留部分囊壁。术后可复发。

（4）因为是良性肿瘤，放射治疗不能阻止肿瘤复发，所以术后不考虑放射治疗。

（5）部分患者手术后1~2周可出现瘤腔出血，这可能与肿瘤长期“侵蚀”血管壁有关。

第六节　脑桥小脑角脑膜瘤

【概述】

脑桥小脑角脑膜瘤主要是指起源于岩骨后面（内听道后方）的脑膜瘤。在脑桥小脑角肿瘤中，继听神经瘤和胆脂瘤之后，居第3位。以中年女性为多，女性和男性之比约为1.5∶1。

【临床表现】

1. 肿瘤生长缓慢　早期症状不明显。

2. 颅内压增高　多见于后期肿瘤较大时。

3. 局部神经功能障碍　以第Ⅴ、Ⅶ、Ⅷ脑神经损害和小脑功能障碍最常见。

（1）听神经损害居首位，表现为耳鸣和听力下降。

（2）面肌抽搐或轻、中度面瘫。

（3）面部麻木，角膜反射消失，颞肌萎缩，个别患者以三叉神经痛为主诉。

（4）小脑症状和体征，包括走路不稳、粗大水平眼震以及患侧肢体共济失调。

（5）后组脑神经功能障碍，包括声音嘶哑、饮水呛咳、吞咽困难等。

【影像学检查】

1. 脑CT和MRI

（1）诊断脑桥小脑角脑膜瘤首选MRI检查。

（2）脑桥小脑角脑膜瘤在MRI上边界清楚，呈卵圆形，基底附着宽；不增强时多呈等T_1和等T_2信号，注射对比剂后出现明显均一强化；往往与小脑幕有粘连。

（3）MRI可清晰显示肿瘤与周围结构的关系，特别是对脑干和基底动脉的压迫情况。

（4）CT可能显示肿瘤内钙化，岩骨骨质破坏或增生，内听道一般不扩大（可借以与听神经瘤相鉴别），有时可见岩骨尖骨质增生或破坏。

2. 脑血管造影　正位像可以显示大脑后动脉及小脑上动脉向内上移位，肿瘤向斜坡发展时，基底动脉向对侧移位。侧位像可见小脑后下动脉向下移位，同时可见肿瘤染色。目前一般不再采用脑血管造影来诊断脑桥小脑角脑膜瘤。

【治疗】

1. 治疗方法选择

（1）对症状轻微的脑桥小脑角脑膜瘤患者，可以手术，也可随访观察。

（2）肿瘤较小（直径<3 cm），或患者不能耐受全麻手术，或患者拒绝手术时，可考虑立体放射外科治疗。

（3）肿瘤较大（直径>3 cm），患者症状明显或患者虽尚无症状，但肿瘤增长较快，出现进展性神经功能损失时，建议手术治疗。

2. 手术治疗

（1）手术入路

1）枕下乙状窦后入路

A. 常用手术入路。

B. 开颅时需向外侧扩展骨窗以完全暴露出乙状窦后的硬脑膜，有助于将乙状窦向外侧牵拉，消除骨窗与岩骨后表面的夹角。

C. 开放的乳突气房用骨蜡严密封堵。

D. 避免过分牵拉小脑。手术中首先通过释放小脑延髓池的脑脊液，松解脑组织张力。

2）颞底经小脑幕入路

A. 优点：术野较宽阔，可以直接看到肿瘤的上极，基底动脉，第Ⅲ、Ⅳ、Ⅴ脑神经显示更清楚。

B. 缺点：牵拉颞叶会造成颞叶脑组织和下吻合静脉损伤，术后脑水肿严重，甚至会造成患者癫痫和偏瘫。

（2）手术操作（以乙状窦后入路为例）

1）自后向前电凝分离肿瘤与小脑幕岩骨后的附着处，阻断肿瘤的供血。

2）当第Ⅸ、Ⅹ脑神经包绕肿瘤时，应仔细分离避免损伤。如肿瘤较大，与附近的神经或动脉粘连紧密，应先做肿瘤内分块切除（使用超声吸引器），待肿瘤体积缩小后再继续分离，最后将肿瘤壁取出。

3）切除受累的硬脑膜和小脑幕，切除困难时可用双极电凝或激光处理，防止肿瘤复发。

4）有条件时，在实时神经导航下切除脑桥小脑角脑膜瘤，可减少对重要神经血管的损伤，提高手术效果。

5）应尽量靠近肿瘤侧电灼和剪断肿瘤供血动脉。在切除肿瘤时注意岩静脉、小脑上动脉、小脑前下动脉、小脑后下动脉、内听动脉、脑干和周围脑神经的辨认和保护。如果肿瘤与脑神经和动脉粘连甚紧，不应勉强切除肿瘤，可采用双极电凝或激光烧灼残存的肿瘤组织。

6）术中神经电生理监测有助于面、听神经和三叉神经的辨认和保护。

7）术中对脑干、三叉神经或后组脑神经的刺激可引起明显的心率、血压改变，严重时应暂停手术。

3. 术后并发症

（1）脑神经功能障碍　如面神经瘫痪、听力丧失、同侧三叉神经分布区的感觉障碍等，个别患者还可出现面部疼痛。后组脑神经功能障碍时，患者咳嗽反射减弱或消失，可引起误吸，必要时行预防性的气管切开。

（2）脑脊液漏　多由于硬脑膜缝合不严密或乳突气房封闭不严所引起。可行腰椎穿刺引流脑脊液缓解。必要时行二次手术修补。

（3）小脑挫裂伤、水肿甚至血肿　由于术中对小脑牵拉较重所致。严重时可导致患者呼吸骤停。术中若发现小脑组织异常肿胀，应及时探明原因，必要时切除挫伤水肿的小脑组织，清除血肿。术后严密观察病情变化，必要时复查 CT，如证实颅内血肿或严重脑水肿（肿胀），应及时行二次手术处置。

第七节　颅咽管瘤

【概述】

颅咽管瘤起源于原始口腔外胚层形成的颅咽管残余上皮细胞，占全部脑肿瘤的 2.5%~4%，是常见的颅内先天肿瘤。各年龄均可发病，但以青少年多见，约半数为儿童发病。肿瘤多发于鞍上，可向下丘脑、鞍旁、鞍内、第三脑室、额底、脚间前池发展。压迫视交叉、垂体，影响脑脊液循环。肿瘤多数为囊性或部分囊性，完全实质性者较少见。肿瘤囊壁由肿瘤结缔组织基质演化而来，表面光滑。囊壁内面可见小点状钙化灶。囊内含有黄褐色或暗褐色囊液，并含有大量胆固醇结晶。显微镜下可见典型的造釉器样结构。

【临床表现】

1. 发病年龄　5~10 岁好发，是儿童最常见的鞍区肿瘤。

2. 视力视野障碍　肿瘤位于鞍上，可压迫视神经、视交叉甚至视束，早期即可有视力减退，多为缓慢加重，晚期可致失明。视野缺损差异较大，可有生理盲点扩大、象限性缺损、偏盲等。成人尚可见到双颞侧偏盲、原发性视神经萎缩；儿童常有视盘水肿，造成视力下降。

3. 内分泌紊乱　小儿较成人多见。主要是由于肿瘤压迫或侵犯垂体和下丘脑所致。临床多见以下述某一表现为主的垂体和下丘脑联合症状群。

（1）垂体功能障碍　多种垂体激素分泌不足的表现如下。

1）儿童骨骼发育迟缓、骨骺不愈合：与生长激素分泌不足有关。

2）易于乏力倦怠、食欲不振：与促甲状腺素分泌不足相关。

3）面色苍白：与褪黑激素分泌不足有关。

4）性器官发育不良、成人性功能低下：与性腺激素分泌不足有关。

5）妇女停经和泌乳障碍：与催乳素分泌异常有关。

（2）下丘脑功能障碍　一般来讲，只有当病变侵犯双侧下丘脑时才会出现症状。

1）体温异常：变温（后部丘脑），低体温（通常是后部下丘脑）和高体温（前部下丘脑）；正常体温调节的调节中枢在视前区的前部，而升高和降低体温的生理反应中枢在后部下丘脑。

2）意识和睡眠障碍：意识水平和睡眠方式的控制中枢部分在下丘脑，其后部病变可导致嗜睡或昏迷，伴有失眠。

3）自主神经功能紊乱：下丘脑腹内侧和后部（交感输出）病变和室旁、外侧和前区（副交感输出）病变可造成自主神经功能紊乱，表现为：血压波动、心律异常、呼吸紊乱伴有肺水肿和/或出血，以及神经源性的消化道溃疡。

4）水平衡紊乱：水平衡的控制通过视上核和室旁核的渗透压感受器调节，此区的损伤可导致抗利尿激素分泌不正常，严重者可出现尿崩症；视上核-垂体束损伤可导致一过性尿崩。

5）肥胖：下丘脑腹内侧区（过饱中枢）损伤导致贪食所致，也可由于损伤横过此区的儿茶酚胺旁路所致。瘦弱是外侧下丘脑受损罕见的症状。

6）非产后泌乳：是由于正常情况下抑制垂体分泌催乳素的下丘脑多巴胺能旁路紊乱。

7）记忆障碍：可能源于手术时损伤乳头体、下丘脑腹内侧区或双侧乳头丘脑束所致。

8）精神异常：下丘脑腹内侧区损伤导致抑制障碍（克制障碍），易怒或恐慌。

4. 颅内压增高症状　多见于合并脑积水的患者。造成颅内压增高的主要原因是肿瘤向上生长侵入第三脑室，梗阻室间孔。颅高压在儿童除表现为头痛、呕吐外，还可出现头围增大、颅缝分离等。

5. 局部神经功能障碍

（1）肿瘤向鞍旁发展可产生海绵窦综合征。

（2）向颅前窝发展，可有精神症状、记忆力减退、大小便不能自理、癫痫及失聪等。

（3）向颅中窝发展，可产生颞叶损伤症状。

（4）肿瘤向后（斜坡、脑桥小脑脚）发展，产生脑干以及小脑症状。

【辅助检查】

1. 影像学检查

（1）头颅X线平片　鞍上有钙化斑（儿童90%，成人40%）。同时在儿童还可见颅缝分离、脑回压迹增多等。

（2）头颅CT　鞍上占位病变，可为囊性或为实性，多有钙化灶且有特征性的环状钙化（蛋壳样）表现。

（3）头颅MRI　鞍上占位病变。肿瘤影像清晰，实体肿瘤表现为长 T_1 和长 T_2；囊性表现取决于囊内成分，液化坏死和蛋白增高为稍长 T_1 和长 T_2，液化胆固醇为短 T_1 长 T_2。

2. 内分泌检查　血生长激素、T_3、T_4、促黄体素、卵泡刺激素、促肾上腺皮质激素、催乳素等检测值常低下。

【临床分析】

根据Yassagil（1990年）分型：

（1）鞍内型。

（2）鞍内和鞍上型。

（3）鞍膈上、交叉旁、脑室外形。

（4）脑室内外型。

（5）脑室旁型。

（6）脑室内型。

（7）其他（如颅中窝硬脑膜外、松果体区，甚至颅外）。

【鉴别诊断】

1. 第三脑室前部胶质瘤　高颅压表现较典型，但无内分泌症状；无钙化；MRI有助诊断。

2. 生殖细胞瘤　尿崩症表现突出，但可伴有性早熟；肿瘤也无钙化。

3. 垂体腺瘤　儿童少见，一般无高颅压、生长发育迟缓等表现；鞍区无钙化。

4. 其他　还需与该部位脑膜瘤、鞍区动脉瘤等鉴别。

【治疗】

1. 治疗方法选择

（1）治疗方法

1）外科手术治疗

A. 全切除（根治性切除）。

B. 选择性次全切除：限制性手术后行放射治疗。

C. 囊肿穿刺（立体定向或内镜下）：以改善视力，解除肿瘤压迫为主，同时可注入囊液容积半量的放射性核素，行瘤内或间质照射。仅适合于囊性或以囊性成分为主的肿瘤。

D. 分期手术：

a. 全切手术前可先行瘤囊穿刺减压。

b. 实性肿瘤可先切除下部肿瘤，上部肿瘤可能下移至手术易于达到的部位。

c. 分期手术可为儿童患者赢得时间，后期行根治手术时下丘脑的耐受力增强。

2）放射治疗：外部分量放射治疗或立体定向放射外科。外部分离放射治疗多作为手术的辅助治疗，如选择性次全切或囊穿刺。而立体定向放射外科由于是单次治疗，对肿瘤附近的下丘脑和视路可施加较大的不能接受的放射剂量，而产生较大的副损伤。

（2）治疗方法选择　选择治疗方法时可参考以下因素：

1）患者年龄、一般状况、肿瘤大小和范围，是否合并脑积水和下丘脑症状等。

2）根治性手术可较好地控制肿瘤复发，但可能遗留较为严重的下丘脑功能障碍；限制性手术后肿瘤复发率较高，复发肿瘤行二次手术时，原有的神经功能障碍可能进一步加重，同时可给患者造成更多的心理和经济负担。

3）成人下丘脑对损伤的耐受性较儿童强。

4）放射治疗虽然也有助于控制肿瘤复发，但可影响大脑的发育，尤其是小儿。所以不主张对年龄较小的患儿采用放射治疗，建议儿童颅咽管瘤尽可能根治性切除。

5）患者和家属的意见。

2. 外科手术治疗

（1）主要手术间隙（视交叉旁间隙）

1）第Ⅰ间隙：视交叉前间隙。

2）第Ⅱ间隙：视神经-颈内动脉间隙。

3）第Ⅲ间隙：颈内动脉-动眼神经间隙。

4）第Ⅳ间隙：终板。

5）第Ⅴ间隙：颈内动脉分叉后间隙。

（2）手术入路及适应证

1）经蝶窦入路：适于鞍内颅咽管瘤。

2）金额底入路：适用于鞍上-视交叉前-脑室外生长的肿瘤。

3）翼点入路：是最常用的手术入路，适合于主体位于鞍上的肿瘤。该分路要点是充分显露视交叉前间隙，视交叉-颈内动脉间隙和颈内动脉-动眼神经间隙，利用这3个间隙切除肿瘤。

4）终板入路：打开终板，可显露并切除突入第三脑室（前部）的肿瘤。

5）经胼胝体-穹隆间入路或侧脑室入路：适合于肿瘤主体位于第三脑室内的肿瘤，由胼胝体可进入一侧侧脑室，或分开两层透明隔进入第三脑室，可直接暴露肿瘤顶部。由于儿童对于切开胼胝体反应较小，所以此入路尤为适合。成人可因切开胼胝体而出现术后缄默状态。此入路对于视交叉下、视交叉旁和鞍内显露较差。

6）颅眶颧入路：适用范围与翼点入路基本相似，但该入路对于脑牵拉小；其显露范围与翼点入路相比较，可增加颈内动脉-动眼神经间隙和颈内动脉分叉后间隙的显露，对视交叉下方和漏斗部的观察角度增大，切除肿瘤时减小了对视神经和视束的牵拉。

3. 手术后影像学评估　见表4-4。

表4-4　颅咽管瘤手术后影像学评估

术后CT分级（Hoffuman）	术后MR分级
1级：正常CT	全切除：正常MRI
2级：残留微小钙化斑	次全切除：小强化病变，无占位效应
3级：残留小钙化块	部分切除：显著强化病变，有占位效应
4级：小强化病变，无占位效应	
5级：显著强化病变，有占位效应	

注：影像学复查时间在早期建议术后3天以内，否则建议术后3个月复查，防止术后在术区因炎性反应导致的强化表现干扰手术效果的评估。

4. 术后并发症及防治

（1）下丘脑损伤　主要表现为尿崩症（和电解质紊乱）、高热和意识障碍。

1）如出现体温失调，特别是高热，应行物理降温或低温对症治疗。

2）术后记录 24 h 出入大量，注意尿色和尿比重；术后当天及以后 3~5 天内监测血电解质，出现异常时应每天至少复查 2 次，及时调整水、盐摄入量。常见的水钠平衡失调包括：

A. 高渗性脱水/高钠血症：

a. 细胞外液中钠/水的相对值增加，细胞内液浓缩；临床表现多数伴有自觉功能异常、昏迷等，严重时可导致蛛网膜下隙出血和脑内出血；治疗原则包括补液和减少水的丢失并重。

b. 失水量估计法：<2%（150 mmol/L）；2%~4%（160 mmol/L）；4%~6%（>160 mmol/L）；计算法：失水量=Na^+浓度差×体重（kg）×4。

c. 补液途径包括：以胃肠道为主，输液为辅，呋塞米排钠，补充细胞外液。血钠下降速度<0.05 mmol/h。有条件应同时监测中心静脉压，结合尿量来指导补液量。

d. 尿崩症：①若尿量超过 250 mL/h，持续 1~2 h，尿比重低于 1.005，可诊断尿崩症；②应注意补充丢失的液体，同时结合药物治疗。常用药物为去氨加压素：①长效制剂，30~45 min 起效，可维持 4~8 h；②药效存在个体差异；③小剂量开始，控制尿量<150 mL/h；④给药指征：连续 2 h 尿量>200 mL/h；⑤过量引起少尿/尿闭（用呋塞米对抗）、水中毒；⑥尿是排钠的重要途径，单纯依靠减少尿排出纠正高钠是错误的，应补水排钠并重。

B. 低渗性脱水/低钠血症：

a. 血钠浓度<136 mmol/L。原因包括钠的丢失和/或水的摄入。临床上可导致癫痫、精神障碍、脑水肿/颅压高等。

b. 低钠血症出现时间不明的患者可能已发展为症状轻微的慢性缺钠，应通过限制液体大量缓慢治疗。出现急性低钠血症的病患者有发生脑疝的危险，应迅速治疗。

c. 钠的补充。估计法（g/kg）：（130~135）/0.5；（125~129）/0.75；<125/1；补钠的速度取决于低钠血症的急缓和症状的严重程度。

d. 低钠血症纠正过慢可增加致残率和病死率，但治疗速度过快则会伴发脑桥中心性脱髓鞘——一种常见的脑桥白质病变；也可发生于大脑其他部位的白质，表现为隐匿性四肢软瘫、意识改变、脑神经异常及假性延髓麻痹。早期可表现为不同程度的意识障碍，43%的患者可有尿失禁，癫痫少见。

下述治疗方法脑桥中心性脱髓鞘发生率低：①纠正低钠血症过程中避免出现正常血钠或高血钠，经常检查血钠水平；②如果血钠在（17±1）h 以上超过 126 mEq/L，停止补钠；③24 h 内血钠升高幅度超过 10 mEq/L，停止补钠；④纠正速度不要超过（1.3±0.2）mEq/（L · h）；⑤缓慢补充 3%或 5%氯化钠；⑥同时加用呋塞米，防止容量过多；⑦检查 K^+ 丢失量，适当补充。

（2）脑积水　如术后出现继发脑积水，可行分流术。

（3）化学性脑膜炎　术中避免囊液流入脑室和蛛网膜下隙，如发生脑膜炎，可给予激素治疗，多次腰椎穿刺充分引流炎性脑脊液。

（4）癫痫　手术当日不能口服时，应静脉滴注或肌内注射抗癫痫药，手术后早期静脉持续泵入抗癫痫药物［如丙戊酸钠缓释片，1 mg/（kg · h）］，能进食后替换为口服抗癫痫药，注意保持抗癫痫药物的有效血药浓度，同时注意皮疹、血细胞下降和肝功能损害等药物不良反应。

5. 其他局部神经功能障碍　如偏瘫、失语等。高压氧治疗具有一定疗效。偏瘫患者应注意患肢的被动活动和锻炼，防止关节僵硬和肌肉萎缩；对短期内不能下地的患者，应给予预防深静脉血栓和肺栓塞的治疗，如低分子量肝素和弹力袜等。

6. 内分泌功能障碍　术后应常规复查垂体和下丘脑激素水平，并与术前相比较。对于内分泌功能障碍的患者，应尽可能给予相应的内分泌药物替代治疗。

急性继发性肾上腺皮质功能减退的治疗如下。

（1）应及时补充糖皮质激素，如氢化可的松。

（2）给药方法：早期静脉滴注，并逐渐过渡到口服。

（3）减药：达到生理剂量后改为每天 1 次口服；每周减 2.5 mg，2~4 周后减至 10 mg/d；然后每 2~4 周测晨 8 时可的松水平；晨 8 时可的松>10 μg/d 时可停药，但同时需注意减药反应、应激状态，长期应用皮质醇 2 年内仍有出现肾上腺皮质功能不全的可能等。

（4）应用后可出现下丘脑-垂体-肾上腺轴抑制，类固醇应用 1 个月以上，HPA 恢复至少需 1 年，所以不建议长期大剂量应用激素类药物；神经外科大多数情况下用 5~7 天糖皮质激素，在停药后一般不会出现肾上腺皮质功能不全；如果应用 2 周，减药一般至少也需 2 周。

7. 残存肿瘤手术　未能全切肿瘤时术后可行放射治疗，对于控制肿瘤复发具有一定效果。但鉴于放射治疗的不良反应，尤其对大脑发育的影响，不主张对患儿行放射治疗，尤其是学龄前儿童。

第八节 神经外科常见疾病影像学诊断

一、神经上皮肿瘤

（一）星形细胞瘤

【临床、病理、实验室】

星形细胞瘤为主要成分是肿瘤性星形细胞的肿瘤，占颅内肿瘤的17%，是最常见的神经上皮肿瘤，多位于幕上。病理上将星形细胞瘤分为Ⅰ~Ⅳ级，Ⅰ、Ⅱ级分化良好，恶性度低；Ⅲ、Ⅳ级分化不良，恶性度高。分化良好者多位于大脑半球白质，肿瘤血管近于成熟；分化不良的呈浸润性生长，与脑实质分界不清，肿瘤血管形成不良，血-脑屏障结构不完整。小脑星形细胞瘤多位于小脑半球，常为囊性，少数为实性。局灶性或全身性癫痫发作是星形细胞瘤最重要的表现，病变后期出现神经功能障碍和颅内压增高的表现。

【影像学表现】

1. X线表现

（1）平片　正常或有颅内压增高、颅内钙化移位。

（2）脑DSA　可见肿瘤血管，周围血管推压移位，部分可见肿瘤染色。

2. CT表现

（1）幕上Ⅰ、Ⅱ级星形细胞瘤。

1）脑内均匀低密度病灶，类似水肿，CT值为18~24HU。约1/4病变有钙化。

2）边界常不清楚。

3）一般无瘤周水肿，占位效应轻。

4）增强扫描：Ⅰ级一般无强化，少数有囊壁轻微强化；Ⅱ级常为轻度环形强化，有时可有结节状甚至花环状强化。

（2）幕上Ⅲ、Ⅳ级星形细胞瘤

1）密度不均匀，由于肿瘤易坏死、出血或钙化，故常为2~3种密度并存。

2）与正常脑组织常分界不清。

3）有不同程度的瘤周水肿，占位效应显著。

4）增强扫描呈不规则环状或花环状强化，环壁上可有大小不一的壁结节。

（3）小脑星形细胞瘤

1）多位于小脑半球，少数位于蚓部。

2）囊性星形细胞瘤：均匀低密度，密度高于脑脊液，边界清楚，增强扫描囊壁可有不规则强化。

3）实性星形细胞瘤：以低密度为主的混杂密度，多有囊变坏死区，实性部分可明显强化。

4）多有瘤周水肿。

5）占位效应：第四脑室受压移位、脑干受压前移等。

3. MRI

（1）幕上星形细胞瘤

1）T_1WI 略低信号，T_2WI 高信号，信号可均匀或不均匀。信号不均匀与肿瘤内出血、坏死、囊变、钙化有关。

2）增强扫描：恶性度低者多无增强，恶性度高者可明显强化，强化形式多样，常为明显不均匀增强。

3）瘤周水肿：T_1WI 为低信号，T_2WI 为高信号，呈指套状。

4）良恶性肿瘤鉴别：恶性度低者边界清楚，信号较均匀，占位效应及瘤周水肿轻，无出血，增强不明显。恶性度高者边界模糊，信号不均，有中、重度水肿，占位效应明显，肿瘤出血多见，可有含铁血黄素沉着，增强扫描强化明显。

5）磁共振波谱（MRS）：NAA、Cr 峰下降，Cho 峰明显升高。

（2）小脑星形细胞瘤

1）囊变率高，水肿较轻，边界相对清楚。

2）肿瘤呈长 T_1，长 T_2 信号，信号可不均匀。

3）增强扫描实性部分强化明显。

【诊断与鉴别诊断】

1. 少突胶质细胞瘤　多位于额叶，钙化多见。

2. 急性、亚急性脑梗死　常有急性发病的病史，病灶多与特定血管分布范围一致。

3. 单发脑转移瘤　有原发肿瘤病史，小肿瘤大水肿。

4. 多发性硬化　常见于侧脑室周围脑白质区，多无占位表现。

（二）少突胶质细胞瘤

【临床、病理、实验室】

少突胶质细胞瘤起源于少突胶质细胞，占颅内肿瘤的1.3%~4.4%，为颅内最易发生钙化的肿瘤之一。好发于成人，绝大多数位于幕上。临床表现与部位有关，常有癫痫发作。

【影像学表现】

1. X线

（1）平片 肿瘤钙化呈条带状或团絮状。

（2）DSA 偶可见肿瘤血管。

2. CT

（1）多位于大脑周边，以额、顶、颞叶多见。

（2）常呈类圆形，边界不清。

（3）平扫多为混杂密度或低密度。

（4）钙化（70%）是其特点，可呈点片状、弯曲条索状、皮层脑回状。

（5）可有瘤周水肿，多为轻度。

（6）增强扫描：低级别者多无增强，而间变性肿瘤的实质部分常为明显均匀增强，少数为环形强化。

3. MRI

（1）起源于脑白质，向灰质生长明显，可引起邻近骨质受压变薄。

（2）T_1WI为低信号，T_2WI呈高信号，信号常不均匀。

（3）钙化于T_1WI和T_2WI均呈低位。

（4）低级别者边界清楚，无或轻度水肿。恶性者水肿明显，占位效应重。

（5）增强后不均匀轻、中度强化。

【诊断与鉴别诊断】

1. 星形细胞瘤 钙化相对少见，部位相对深，信号相对均匀。

2. 脑膜瘤 有脑外肿瘤的占位征象，常为等密度或等信号，明显均匀强化。

（三）室管膜瘤

【临床、病理、实验室】

室管膜瘤起源于室管膜细胞，脑室或脑实质内均可发生，但以第四脑室最多见，位于幕上者近1/3位于脑实质。肿瘤生长缓慢，呈结节状或分叶状，可呈膨胀性或浸润性生长，内常有钙化、囊变，出血相对少见。发病高峰年龄为 1~5 岁。临床症状取决于肿瘤所在位置，常出现癫痫和颅内高压征象。

【影像学表现】

1. X 线

（1）平片　颅内高压征象，如颅缝分离、脑回压迹加深、鞍背吸收等，有时可见肿瘤钙化。

（2）DSA　有时可见肿瘤血管。

2. CT

（1）多位于脑室内，第四脑室最多见，其次为侧脑室、第三脑室。

（2）平扫为等密度或稍高密度，内可有低密度囊变区和高密度钙化灶。

（3）多无瘤周水肿，位于脑实质内者可有轻度水肿。

（4）占位效应：可压迫周围结构使之移位，或阻塞性脑积水。

（5）增强扫描肿瘤实性部分明显强化，囊变区不强化

（6）脑实质室管膜瘤常位于顶颞枕叶交界区及额叶，可有很大的囊性变和钙化。

3. MRI

（1）部位：多位于后颅窝，其中 90% 位于第四脑室，且位于第四脑室者常沿脑室塑形生长，可长入桥小脑角池，或通过枕大池进入颈延交界区。

（2）平扫 T_1WI 常为低信号或等信号，T_2WI 为高信号；信号多不均匀。

（3）肿块形态多不规则，分叶状。

（4）增强扫描：肿瘤中度不均匀强化，少数呈环状强化。

（5）常合并脑积水。

【诊断与鉴别诊断】

1. 髓母细胞瘤　好发于小脑蚓部，常无钙化，增强后较室管膜瘤强化更明显。

2. 侧脑室脑膜瘤　多位于三角区，常呈圆形，表面光滑，明显强化。

3. 室管膜下巨细胞星形细胞瘤　常位于室间孔附近，多发生于结节性硬化患者。

（四）髓母细胞瘤

【临床、病理、实验室】

髓母细胞瘤是一种神经上皮胚胎性恶性肿瘤。好发于儿童，儿童后颅窝肿瘤中最常见。主要发生于小脑蚓部，并常突向第四脑室，成人者亦可位于小脑半球。本瘤常发生脑

脊液播散，并广泛种植于脑室、蛛网膜下隙及椎管。发病年龄多在 20 岁以内，常见症状有头痛、呕吐、躯体平衡障碍、共济失调等。

【影像学表现】

1. X 线

（1）平片　早期无明显改变，晚期可有颅内压增高征象。

（2）DSA　可见肿瘤血管和肿瘤染色。

2. CT

（1）常位于小脑蚓部，并突入第四脑室，边界清楚。

（2）平扫多为略高密度或等密度，儿童肿瘤密度多数均匀。

（3）肿瘤形态多为圆形或类圆形。近半数肿瘤周围有轻中度低密度水肿带。

（4）增强扫描呈明显均匀性强化。

（5）常阻塞第四脑室致第三脑室及侧脑室扩张积水。

3. MRI

（1）正中矢状面显示肿瘤及与周围关系清楚。

（2）T_1WI 为稍低或等信号，T_2WI 为等信号或高信号，内可有囊变信号。

（3）肿瘤边缘清楚，可有瘤周水肿。

（4）增强扫描呈明显均匀强化。

（5）可有脑脊液播散病灶。

【诊断与鉴别诊断】

1. 室管膜瘤　常位于第四脑室内，钙化机会相对较多，T_1WI 常为等信号，增强呈不均匀强化。

2. 小脑星形细胞瘤　多位于小脑半球，常表现为囊性病灶，可见壁结节，增强后壁结节强化。

3. 血管母细胞瘤　好发于 50~60 岁，常表现为大囊小结节，增强扫描结节明显强化，病灶处可见数根粗大血管引入。

二、脑膜瘤

【临床、病理、实验室】

脑膜瘤占颅内肿瘤的 15%~20%，仅次于神经上皮肿瘤。起源于蛛网膜粒细胞，与硬脑膜相连。肿瘤位于颅内脑外，其好发部位与蛛网膜瘤的分布部位一致，如矢状窦旁、大脑镰、脑凸面等。脑膜瘤可单发或多发，有包膜，生长缓慢，供血动脉来自脑膜中动脉或颈内动脉的脑膜支。肿瘤易引起邻近颅骨增生变厚，少数可致颅骨变薄、破坏。脑膜瘤约90%为良性，10%为恶性，恶性者可浸润至脑实质内。临床上多见于40~60岁，女性多见，起病慢，病程长，早期常无明显症状，晚期出现颅内高压表现及局部定位症状和体征。

【影像学表现】

1. X线

（1）颅内压增高征象和松果体钙斑移位。

（2）局部骨质改变（骨质增生或破坏）、肿瘤钙化、血管压迹增粗。

（3）DSA：动脉期可见增粗的供血动脉及放射状的肿瘤血管，毛细血管期及静脉期可见肿瘤染色。

2. CT

（1）脑外肿瘤的定位征象：宽基底与颅骨或硬脑膜相贴；邻近蛛网膜下隙增宽；白质挤压征；邻近颅骨增厚、变薄或破坏。

（2）多为均匀性略高密度或等密度，部分可有高密度钙化。

（3）大部分肿瘤有瘤周水肿。

（4）增强扫描：常为均匀性明显强化。

3. MRI

（1）脑外肿瘤的定位征象。

（2）肿瘤包膜：T_1WI上肿瘤周边的低信号环。

（3）60%肿瘤T_1WI及T_2WI与脑皮层近似呈等信号，多数信号较均匀。部分肿瘤呈长T_1、长T_2信号。

（4）瘤周水肿可有可无，可大可小。水肿T_1WI为低信号，T_2WI为高信号。

（5）增强扫描：明显均匀或不均匀强化。邻近脑膜呈鼠尾状强化，称脑膜尾征，为较特异的征象。

（6）MRS：缺乏NAA峰，Cho峰升高，Cr峰下降，可出现丙氨酸（Ala）峰。

【诊断与鉴别诊断】

1. 脑表面星形细胞瘤　不与硬脑膜相连，不出现颅骨骨质改变，T_1WI呈低信号，T_2WI为高信号。

2. 听神经瘤　位于桥小脑角区，以内听道为中心生长，常有内听道扩大，与岩骨呈锐角相交。

3. 脉络丛乳头状瘤　位于脑室内，主要发生于小儿和少年，易引起交通性脑积水。

三、垂体瘤

【临床、病理、实验室】

垂体瘤约占颅内肿瘤的 10%，多为垂体腺瘤。按是否分泌激素分为功能性和非功能性腺瘤，按肿瘤大小分为微腺瘤（直径<10 mm）和大腺瘤（直径>10 mm）。临床上主要表现为垂体功能异常和视野缺损。

【影像学表现】

1. X 线　肿瘤大者可见蝶鞍扩大，可有颅内高压征象及颅骨增厚等。

2. CT

（1）垂体微腺瘤　需进行冠状面薄层动态增强扫描，主要表现有 6 种。

1）密度改变：动态增强早期肿瘤呈低密度，晚期呈等密度或高密度。

2）垂体高度超过正常（正常男性<7 mm，女性<9 mm）。

3）垂体上缘局部膨隆。

4）垂体柄偏移。

5）鞍底骨质变薄或下陷。

6）垂体丛征（垂体内毛细血管床受压、移位）。

（2）垂体大腺瘤。

1）冠状面肿瘤呈哑铃状，通过鞍膈处较细，称束腰征。

2）多为等密度或稍高密度，内可有坏死、囊变的低密度或出血的高密度。

3）增强扫描：实性部分明显强化，坏死、囊变区不强化。

3. MRI

（1）垂体微腺瘤

1）T_1WI 呈稍低信号，T_2WI 为高信号或等信号。

2）垂体高度增加、上缘膨隆、垂体柄偏移。

3）动态增强早期为低信号，晚期呈高信号。

（2）垂体大腺瘤

1）T_1WI 和 T_2WI 其信号强度均与脑灰质相似或略低。

2）冠状面呈葫芦状，通过鞍膈处可见束腰征。

3）占位效应。

4）肿瘤出血或囊变表现。

5）增强扫描肿瘤实性部分强化明显。

【诊断与鉴别诊断】

1. 鞍区脑膜瘤　常以钝角与鞍膈相交，CT 平扫呈均匀略高密度，多为明显均匀强化，出现脑膜尾症的概率较高。

2. 颅咽管瘤　常发生于鞍上，多有明显囊变和钙化，发病年龄较小。

3. 视交叉或下丘脑的星形细胞瘤　起源于鞍上，发病年龄较小，钙化和出血机会较多，强化一般不明显。

四、颅咽管瘤

【临床、病理、实验室】

颅咽管瘤起源于胚胎时期拉特克囊的残余鳞状上皮，为颅内常见的良性肿瘤。颅咽管瘤可见于任何年龄，但一半左右见于 5~10 岁小儿，其第 2 个发病高峰在 40~60 岁，最常见于鞍区，多位于鞍上，亦可鞍上鞍内同时累及；可分为囊性与实性，囊性多见，常有钙化。临床主要表现为发育障碍、视力及视野异常和垂体功能低下。

【影像学表现】

1. X 线　平片有时可见鞍区钙化、蝶鞍扩大及颅内压增高征象。

2. CT

（1）多位于鞍上，亦可鞍上和鞍内同时累及。

（2）平滑肿瘤呈囊性或囊实性，圆形或类圆形。

（3）钙化多见，可呈沿囊壁的壳状钙化，或肿瘤实体内点状、不规则形钙化。

（4）增强扫描：实性部分强化明显，囊壁亦可明显强化。

3. MRI

（1）信号复杂多样。T_1WI 可为高信号、等信号、低信号或混杂信号，T_2WI 多为高信号。

（2）增强扫描实性部分明显强化，囊性者呈壳状强化。

【诊断与鉴别诊断】

1. 鞍区脑膜瘤　以实性成分为主，CT 上为稍高密度，MRI 常为等信号，与脑膜呈广泛基底相连。

2. 垂体瘤　起源于鞍内，可向鞍上突出，突破鞍膈处可见“束腰征”。

五、松果体细胞肿瘤

【临床、病理、实验室】

松果体细胞肿瘤来源于松果体实质，约占松果体肿瘤的15%，包括松果体细胞瘤和松果体母细胞瘤2种。松果体细胞瘤为良性肿瘤，可发生于任何年龄，早期无明显症状，晚期出现颅内压增高表现。松果体母细胞瘤罕见，为恶性肿瘤，好发于年轻人，常侵犯邻近脑组织，可沿脑脊液播散。

【影像学表现】

1. X线　平片主要有颅内压增高征象和松果体区钙斑增大或移位。

2. CT

（1）松果体细胞瘤

1）平扫为等密度或略高密度，密度较均匀。

2）形态呈圆形或类圆形，边界清楚，肿瘤一般较小。

3）瘤周水肿不明显，无明显占位效应。

4）增强扫描：轻至中度均匀强化。

（2）松果体母细胞瘤

1）平扫为等密度或低等混合密度。

2）形态不规则，呈浸润性生长，与周围脑组织分界不清，肿瘤常较大。

3）瘤周水肿较轻，占位效应较明显。

4）增强扫描：明显不均匀强化。

3. MRI

（1）松果体细胞瘤

1）肿瘤较小时类似松果体囊肿，T_1WI低信号，T_2WI高信号。

2）肿瘤较大时，T_1WI为低或等信号，T_2WI为高信号。

3）增强扫描：有强化。

（2）松果体母细胞瘤　肿瘤常较大，分叶状，T_1WI低信号，T_2WI高信号，增强扫描明显不均匀强化。

【诊断与鉴别诊断】

生殖细胞瘤在各种序列中均多呈等信号，易沿脑脊液播散，对放疗敏感。

六、听神经瘤

【临床、病理、实验室】

听神经瘤好发于中年人，是颅神经肿瘤中最常见的一种，多起源于内听道内前庭神经的神经鞘膜，以后发展长入桥小脑角，约占桥小脑角区肿瘤的 80%。听神经瘤多发生在 50~60 岁，主要表现为桥小脑角综合征，即患侧听神经、面神经或三叉神经受损以及小脑症状。

【影像学表现】

1. X 线　平片常见表现为内听道扩大和邻近骨质破坏。

2. CT

（1）肿瘤位于桥小脑角区，以内听道为中心生长。

（2）平扫多为等密度，亦可为低密度、高密度或混杂密度。

（3）无或轻度瘤周水肿。

（4）脑外肿瘤占位征象：桥小脑角池闭塞，相邻脑池扩大。

（5）内听道呈漏斗状扩大，可有骨质破坏。

（6）占位效应：邻近小脑、脑干及第四脑室受压变形、移位。

（7）增强扫描：肿瘤强化明显，呈均匀或不均匀强化。

3. MRI

（1）肿瘤位于桥小脑角区，与硬脑膜呈锐角相侧桥小脑角区听神经瘤，周边强化，第四脑室变小右移交，向内延伸至内听道内。

（2）T_1WI 为低信号，T_2WI 为高信号，信号往往不均匀，内常有囊变。

（3）内听道扩大。

（4）脑外肿瘤占位征象。

（5）增强扫描：肿瘤实性部分明显强化。

【诊断与鉴别诊断】

1. 脑膜瘤　不累及内听道，与岩骨呈广基相连，CT 呈等密度或稍高密度，T_1WI 和 T_2WI 均近似等信号，增强后较明显均匀强化。

2. 三叉神经瘤　呈哑铃状，跨颅中、后窝生长。

3. 脑干外生性星形细胞瘤　可向侧前方突入桥小脑角，但肿瘤大部分位于脑干，脑干增粗明显，增强后常呈轻度或中度不均匀强化。

七、脑挫裂伤

【临床、病理、实验室】

脑挫裂伤分为脑挫伤和脑裂伤。脑挫伤是外伤所致的皮层和深部的散在小出血灶、脑水肿和脑肿胀。脑裂伤是指脑及软脑膜血管的断裂。两者常同时发生，统称为脑挫裂伤。临床主要表现为伤后头痛、恶心、呕吐和意识障碍。病情轻重与损伤的部位、范围和程度有关。

【影像学表现】

1. CT

（1）局部低密度改变　大小不等，形态不一，边缘模糊，脑白质区明显。

（2）散在点片状出血　位于低密度内，形态不规则，呈多发点片状高密度。

（3）蛛网膜下隙出血　表现为大脑纵裂、脑沟、裂内密度增高。

（4）占位及萎缩表现　占位表现为同侧脑室受压，中线结构向对侧移位，甚至可出现脑疝。后期出现脑萎缩改变。

（5）合并其他征象　如脑内外血肿、颅骨骨折、颅内积气等。

2. MRI

（1）脑水肿　T_1WI 低信号，T_2WI 高信号。

（2）出血的信号变化较多，与出血时期有关。

（3）晚期可形成软化灶，T_1WI 低信号，T_2WI 高信号。

八、弥漫性脑损伤

【临床、病理、实验室】

弥漫性脑损伤包括弥漫性脑水肿、弥漫性脑肿胀和弥漫性脑白质损伤。脑水肿与脑肿胀临床上无法区分，常统称为脑水肿，轻者无明显症状和体征，重者可有头痛、呕吐等颅内高压征象，严重者可发生脑疝而致死。弥漫性脑白质损伤为旋转力作用致脑白质、灰白质交界处和中线结构等部位的撕裂，临床表现为伤后即刻意识丧失，多数立即死亡，存活者常有严重神经系统后遗症。

【影像学表现】

1. CT

（1）弥漫性脑水肿

1）片状低密度，大小范围不等。

2）双侧弥漫发生时占位效应明显。

（2）弥漫性脑白质损伤

1）伤后 24 h 内 CT 表现与病情不成比例。

2）脑室、脑池变小。

3）脑白质或灰白质交界区散在不对称小灶性高密度出血灶。

4）蛛网膜下隙出血。

2. MRI

（1）弥漫性脑水肿 T_1WI 低信号，T_2WI 高信号。

（2）弥漫性脑白质损伤

1）非出血性者：脑白质、灰白质交界区及胼胝体区圆形或椭圆形异常信号，T_1WI 为低或等信号，T_2WI 为高信号。

2）小灶性出血：急性期 T_1WI 等信号，T_1WI 低信号，周围可见高信号水肿。亚急性期出血 T_1WI 和 T_2WI 均呈高信号。

3）后期可见脑萎缩及含铁血黄素所致的 T_2WI 低信号。

九、颅内血肿

（一）硬膜外血肿

【临床、病理、实验室】

硬膜外血肿指出血积聚于颅骨与硬脑膜之间，多发生于头颅直接损伤部位，常不伴有脑实质损伤。因硬膜与颅骨粘连紧密，故血肿常较局限，形成双凸透镜形。临床表现依血肿部位不同而异，可出现意识障碍、颅内压增高或局部症状。

【影像学表现】

1. X 线

（1）平片　可显示颅骨骨折，或骨缝分离。

（2）DSA　可显示造影剂外溢，脑膜中动脉或上矢状窦受压移位，形成局限性梭形或半月形无血管区。

2. CT

（1）颅骨下方梭形高密度影，边界清楚锐利。晚期血肿可为低密度。

（2）范围较局限，不跨过颅缝。

（3）可见占位效应。

（4）常有颅骨骨折。

（5）可有邻近脑组织水肿或梗死。

3. MRI

（1）颅骨下方边界锐利的梭形异常信号影。

（2）信号强度与血肿的期龄有关，亚急性期呈明显高信号。

【诊断与鉴别诊断】

硬膜下血肿有时亦可呈梭形，但往往范围较大，不会跨越天幕上、下，也不会跨过中线，常合并脑挫裂伤。

（二）硬膜下血肿

【临床、病理、实验室】

硬膜下血肿指出血积聚于硬脑膜与蛛网膜之间，多见于冲击伤，着力点对侧暴力冲击引起皮质桥静脉撕裂、出血，形成血肿，占全部颅内血肿的50%~60%。根据血肿形成时间分为急性、亚急性和慢性硬膜下血肿。硬膜下血肿多无颅骨骨折，常与脑挫裂伤同时存在。由于蛛网膜与硬脑膜结合不紧密，故血肿范围较广泛，呈新月形或半月形。临床上症状重，常为持续性昏迷，进行性加重。

【影像学表现】

1. X 线

（1）常可见颅骨骨折，多数位于血肿对侧。

（2）DSA 可发现颅骨内板下方的无血管区。

2. CT

（1）急性者表现为颅骨下方新月形或半月形高密度影。亚急性和慢性期可表现为高密度等密度、低密度或混杂密度

（2）血肿范围广泛，不受颅缝限制。

（3）合并脑挫裂伤。

（4）强扫描：仅用于亚急性期血肿呈等密度时。血肿周围脑皮层、静脉或血肿包膜强化，可显示出血肿轮廓。

3. MRI

（1）骨下方新月形异常信号，范围广，可跨越颅缝。

（2）与血肿的期龄有关。急性期 T_1WI 呈等信号，T_2WI 呈低信号。亚急性期呈明显高

信号。

【诊断与鉴别诊断】

1. 硬膜下积液　可表现为颅骨下方新月形影，但其密度及信号均与脑脊液一致，无或仅有轻微占位效应。

2. 硬膜外血肿　常呈梭形，范围较局限，不跨越颅缝，可跨越天幕，同侧常合并骨折。

（三）脑内血肿

【临床、病理、实验室】

脑内血肿是指脑实质内出血形成的血肿，多由对冲伤、脑挫裂伤出血所致，血肿常较表浅。临床上表现为不同程度的意识障碍和神经系统体征。

【影像学表现】

1. X 线　DSA 可有占位表现。

2. CT

（1）平扫为形态不规则的团状高密度影，CT 值 50～90 HU，周围可有水肿及占位效应。随时间推移，血肿密度逐渐减低。

（2）增强扫描：慢性期可有环形强化。

3. MRI　血肿信号强度与其时期有关，信号变化与高血压性脑内出血表现相同。急性期 T_1WI 呈等信号，T_2WI 呈低信号。亚急性期呈明显高信号。

（姜园园　苏　伟　孔德文　陈书宽）

参考文献

[1]杜娟,梁庆丰,苏远东,等.睑板腺功能障碍患者眼表特征性变化及其与吸烟行为关系的临床研究[J].中华眼科医学杂志(电子版),2019,9(6):378-384.

[2]苏畅,曹奕鸥,肖立俊,等.结直肠癌患者术后1年戒烟成功率及复吸的影响因素研究[J].中国全科医学,2019,22(35):4327-4331.

[3] Muallaoglu S, Karadeniz C, Mertsoylu H, et al. The clinicopathological and survival differences between never and ever smokers with non-small cell lung cancer[J]. J BUON, 2014, 19(2): 453-458.

[4]Etzel C J, Bach P B. Estimating individual risk for lung cancer[J]. Semin Respir Crit Care Med, 2011, 32(1): 3-9.

[5]Lee P N. Lung cancer and type of cigarette smoked[J]. Inhal Toxicol, 2001, 13(11): 951-976.

[6] Fukumoto K, Ito H, Matsuo K, et al. Cigarette smoke inhalation and risk of lung cancer: a case-control study in a large Japanese population[J]. Eur J Cancer Prev, 2015, 24(3): 195-200.

[7]Allen S I, Wasserman E, Veldheer S, et al. Characteristics of Adult Cigarette Smokers Who "Relight" and the Effects of Exposure to Tobacco Smoke Constituents[J]. Nicotine Tob. Res., 2019, 21(9): 1206-1212.

[8]Kirkcaldy A, Fairbrother H, Weiner K, et al. Young people's perspectives of e-cigarette use in the home[J]. Health Place, 2019, 57: 157-164.

[9]Mamtani R, Cheema S, Sheikh J, et al. Cancer risk in waterpipe smokers: a meta-analysis [J]. Int J Public Health, 2017, 62(1): 73-83.

[10]Berry K M, Reynolds L M, Collins J M, et al. E-cigarette initiation and associated changes in smoking cessation and reduction: the Population Assessment of Tobacco and Health Study, 2013-2015[J]. Tob Control, 2019, 28(1): 42-49.

[11]昌盛,代敏,任建松,等.中国2008年肺癌发病、死亡和患病情况的估计及预测[J].中华流行病学杂志,2012,33:391-394

[12]卫生部新闻办公室.第三次全国死因调查主要情况[J].中国肿瘤,2008,17:344-345

[13]钱桂生,余时沧.肺癌流行病学最新资料与启示[J].中华结核和呼吸杂志,2012,35:86-89

[14]钟南山,蔡闯.肺癌筛查的第一选择[J].医学研究杂志,2011,40:1-2